Soziale Phobie

Fortschritte der Psychotherapie
Band 28
Soziale Phobie
von Prof. Dr. Ulrich Stangier, Prof. Dr. David M. Clark
und Prof. Dr. Anke Ehlers

Soziale Phobie

von Ulrich Stangier, David M. Clark
und Anke Ehlers

HOGREFE
GÖTTINGEN · BERN · WIEN
TORONTO · SEATTLE · OXFORD · PRAG

Prof. Dr. Ulrich Stangier, geb. 1958. 1978-1984 Studium der Psychologie in Marburg. 1987 Promotion. 1999 Habilitation. 1999-2004 Hochschuldozentur für Klinische Psychologie und Psychotherapie an der J.W. Goethe-Universität Frankfurt und Leiter der Poliklinischen Institutsambulanz. Seit 2004 Inhaber der Professur Klinisch-psychologische Intervention an der Universität Jena.

Prof. Dr. David M. Clark, geb. 1954. 1973-1979 Studium der Experimentellen und Klinischen Psychologie in Oxford und London. 1983 Promotion. 1983-1993 Lecturer in Psychiatry, 1993-2000 Wellcome Principal Research Fellow und Professor an der University of Oxford und der University of Pennsylvania, Philadelphia. Seit 2000 Professor of Psychology und Leiter des Department of Psychology, Institute of Psychiatry am King's College London und Direktor des Centre for Anxiety Disorders and Trauma am Maudsley Hospital.

Prof. Dr. Anke Ehlers, geb. 1957. 1976-1983 Studium der Psychologie in Kiel und Tübingen. 1985 Promotion. 1990 Habilitation. 1991-1993 Professorin für Klinische Psychologie an der Universität Göttingen. 1993-2000 Wellcome Trust Principal Research Fellow am Department of Psychiatry, UK. 2004-2005 Fellow am Center for the Advanced Study in Behavioral Sciences, Stanford, USA. Seit 2000 Professor of Experimental Psychopathology und Wellcome Trust Principal Research Fellow am Department of Psychology, Institute of Psychiatry am King's College London und Research Director des Centre for Anxiety Disorders and Trauma am Maudsley Hospital.

Bibliografische Information der Deutschen Nationalbibliothek
Die Deutsche Nationalbibliothek verzeichnet diese Publikation in der Deutschen Nationalbibliografie; detaillierte bibliografische Daten sind im Internet über http://dnb.d-nb.de abrufbar.

Göttingen • Bern • Wien • Toronto • Seattle • Oxford • Prag
Rohnsweg 25, 37085 Göttingen

http://www.hogrefe.de
Aktuelle Informationen • Weitere Titel zum Thema • Ergänzende Materialien

Satz: Grafik-Design Fischer, Weimar
Druck: Schlütersche Druck GmbH & Co. KG, Langenhagen
Printed in Germany
Auf säurefreiem Papier gedruckt

ISBN-10: 3-8017-1102-1
ISBN-13: 978-3-8017-1102-3

Inhaltsverzeichnis

Danksagung

Unser Dank gilt den Kollegen und Mitarbeitern des Warneford Hospitals in Oxford, des Institute of Psychiatry in London und der Verhaltenstherapieambulanz der J. W. Goethe-Universität in Frankfurt für ihre wertvollen Anregungen und die Bereitschaft, die Entwicklung und Evaluation des in diesem Buch beschriebenen Behandlungsansatzes in Forschungsprojekten zu unterstützen. Besonders danken möchten wir Paul Salkovskis, Adrian Wells, Anne Hackmann und Melanie Fennell, die wesentlichen Anteil an der Entstehung des kognitiven Modells der Sozialen Phobie und des hieraus abgeleiteten Therapieansatzes hatten. Für ihren Einsatz für die Umsetzung des Behandlungskonzeptes in Frankfurt möchten wir besonders Thomas Heidenreich, Monika Peitz und Merith Steffens danken. Wir danken Susann Taeger und Katrin von Consbruch für die Durchsicht und Korrektur des Manuskriptes.

Anke Ehlers und David Clark danken dem Wellcome Trust für die Förderung der hier beschriebenen Forschungsvorhaben und dem Center for Advanced Study in the Behavioral Sciences für die Gelegenheit, dieses Buchprojekt zu verwirklichen.

Jena und London, Januar 2006

Ulrich Stangier, David Clark
und Anke Ehlers

1 Beschreibung der Störung

1.1 Bezeichnung

Späte Berücksichtigung in psychiatrischen Klassifikationen

Krankhafte Schüchternheit und Vermeidung von Kontakten zu anderen Menschen wurden bereits in der Antike u. a. von Hippokrates als seelisches Leiden beschrieben. Die Bezeichnung *Soziale Phobie* wurde erstmals von Janet 1903 verwendet („phobie des situations sociales"). Dieser Begriff fand zunächst keine Verbreitung; die Störung wurde unter „phobische Neurosen" subsumiert, und es wurden vielfältige Bezeichnungen verwendet, z. B. in der deutschen Psychiatrie „Anthropophobie", „Kontaktneurose" oder „Soziale Neurose". In neuerer Zeit wurde die Bezeichnung erstmalig im Jahre 1966 von Marks und Gelder aufgegriffen. Sie definierten Soziale Phobien als „phobias of social situations, expressed variably as shyness, fears of blushing in public, of eating meals in restaurants, of meeting men or women, of going to dances or parties, or of shaking when in the center of attention." (S. 228).

Erst 1980 wurde die Soziale Phobie als eigenständiges Störungsbild in das *Diagnostic and Statistical Manual of Mental Disorders* der *American Psychiatric Association* (APA, 1980) aufgenommen. In enger Anlehnung an Marks und Gelder wurde die Störung zunächst als eng umschriebene spezifische Phobie konzipiert. Insbesondere durch die nachfolgenden Revisionen des DSM wurde das Störungskonzept jedoch erheblich ausgeweitet und umfasst jetzt auch stark generalisierte und beeinträchtigende chronische soziale Ängste. Angesichts der erweiterten Definition und der gravierenden Beeinträchtigungen durch die Störung wird der Begriff „Soziale Phobie" heute vielfach nicht mehr als angemessen angesehen. Deshalb hat sich in den letzten Jahren in der wissenschaftlichen Literatur zunehmend der Begriff „Soziale Angststörung" durchgesetzt.

1.2 Definition

In die *International Classification of Diseases and Causes of Death* wurde die Diagnose der Sozialen Phobie erst 1991 mit der zehnten Version (WHO, 1991) aufgenommen. Die in den Kriterien (vgl. Kasten) angesprochenen situativen Auslöser (A) sind jedoch etwas weniger detailliert beschrieben als im DSM-IV. Zudem haben einige der unter Kriterium B genannten körperlichen Symptome eine geringe Relevanz für die Diagnose. Deshalb werden häufig die Kriterien des DSM-IV (in der Textrevision aktualisiert: APA, 2000) vorgezogen.

Zentrales Merkmal von Sozialen Phobien ist die Überzeugung oder Erwartung, dass das eigene Verhalten oder sichtbare körperliche Symptome wie Erröten, Schwitzen oder Zittern von anderen Menschen als lächerlich bewertet werden. Diese Befürchtungen können zum einen in Situationen ausgelöst werden, in denen eigene Handlungen einer Beobachtung und Bewertung durch andere unterliegen (so genannte „Performance"-Situationen), z. B. Reden oder Essen in der Öffentlichkeit. Zum anderen können Soziale Phobien Interaktionssituationen betreffen, wie z. B. mit Fremden sprechen oder Blickkontakt aufnehmen, Interaktionen mit einer Person des anderen Geschlechts, Umgang mit Autoritätspersonen etc. Sehr häufig finden sich

Überzeugung der Peinlichkeit von Verhalten oder Körpersymptomen

Diagnostische Kriterien der Sozialen Phobie nach der ICD-10 (300.23) (WHO, 1992)

A: Entweder (1) oder (2):
(1) deutliche Angst, im Zentrum der Aufmerksamkeit zu stehen oder sich peinlich oder beschämend zu verhalten,
(2) deutliche Vermeidung, im Zentrum der Aufmerksamkeit zu stehen oder von Situationen, in denen die Angst besteht, sich peinlich oder beschämend zu verhalten.
Diese Ängste treten in sozialen Situationen auf, wie Essen und Sprechen in der Öffentlichkeit, Begegnung von Bekannten in der Öffentlichkeit, Hinzukommen oder Teilnahme an kleinen Gruppen, wie z. B. bei Partys, Treffen oder in Klassenräumen.

B: Mindestens zwei Angstsymptome in den gefürchteten Situationen, mindestens einmal seit Auftreten der Störung sowie zusätzlich mindestens eines der folgenden Symptome:
(1) Erröten oder Zittern,
(2) Angst zu erbrechen,
(3) Miktions- oder Defäktionsdrang bzw. Angst davor.

C: Deutliche emotionale Belastung durch die Angstsymptome oder das Vermeidungsverhalten. Einsicht, dass die Symptome oder das Vermeidungsverhalten übertrieben und unvernünftig sind.

D: Die Symptome beschränken sich vornehmlich auf die gefürchtete Situation oder auf die Gedanken an diese.

E: Die Symptome des Kriteriums A sind nicht bedingt durch Wahn, Halluzinationen oder andere Symptome der Störungsgruppen organische psychische Störungen, Schizophrenie und verwandte Störungen, affektive Störungen oder eine Zwangsstörung und sind keine Folge einer kulturell akzeptierten Anschauung.

auch Befürchtungen, die sich nicht auf das Verhalten, sondern auf das Auftreten von sichtbaren körperlichen Symptomen beziehen, vor allem Erröten, Schwitzen oder Zittern. Eher selten konzentrieren sich die Befürchtungen auf Stottern, die eigene Stimme oder die im ICD-10 genannten Symptome des Magen-/Darmtraktes. Personen mit Sozialen Phobien sind überzeugt, dass ihr Verhalten bzw. die Körpersymptome peinlich, „merkwürdig" oder „lächerlich" wirken, oder dass andere Menschen ihr Auftreten als Versagen oder eine Blamage bewerten.

Die intensiven Angstreaktionen sind in der Regel auch begleitet von körperlichen Symptomen, insbesondere des kardiovaskulären Systems, die kennzeichnend sind für ein erhöhtes autonomes Erregungsniveau (intensives Herzklopfen, Übelkeit, Durchfall, Muskelanspannung). Nicht selten können sich diese Symptome bei Konfrontation mit kritischen Situationen zu Panikattacken aufschaukeln, einhergehend mit der Überzeugung, die Kontrolle über den Körper zu verlieren.

Vermeidung oder Durchstehen sozialer Situationen

Ein weiteres Kriterium für Soziale Phobien ist eine starke Tendenz zur Vermeidung der gefürchteten Situationen, in denen das peinliche Verhalten oder die Körpersymptome auftreten könnten. Diese Vermeidung kann dazu führen, dass sich die Betroffenen aus sozialen Beziehungen zurückziehen, keine Partnerschaften eingehen oder beruflichen Anforderungssituationen aus dem Wege gehen. Da aber die kritischen sozialen Situationen kaum vollständig vermieden werden können, erleben viele Sozialphobiker eine permanente Erwartungsangst (sog. antizipatorische Angst) und können soziale Situationen nur unter höchster emotionaler Belastung durchstehen.

Starke Beeinträchtigung durch soziale Folgen

Angesichts der weiten Verbreitung sozialer Ängste in der Allgemeinbevölkerung und der fließenden Übergänge von subklinischen Ängsten zur klinisch bedeutsamen Angststörung ist von besonderer Bedeutung, welches Kriterium für eine klinisch bedeutsame Beeinträchtigung gewählt wird. Hierbei sollten vor allem die sozialen Folgeprobleme berücksichtigt werden, die durch eine durchgängige Vermeidung entstehen: Einsamkeit, Isolation und Partnerlosigkeit im privaten Bereich oder frühzeitiger Schulabbruch und unterqualifizierte Tätigkeiten im Beruf bis hin zur Arbeitslosigkeit. Mitunter schlagen Betroffene mögliche Beförderungen aus oder kündigen sichere Stellen auf Grund ihrer Ängste vor den sozialen Anforderungen. Besonders sorgfältig sollten daher die Formen der Vermeidung und deren Folgen erfasst werden.

Nicht immer Einsicht in Übertriebenheit

Für die Diagnose wird zusätzlich die Einsicht in die Übertriebenheit der Befürchtungen gefordert. Diese wird jedoch nicht immer eindeutig bejaht. Oftmals erleben die Betroffenen ihre Befürchtungen auf Grund der intensiven Emotionen als „evident". Die Patienten können die Übertriebenheit der Befürchtungen besser beurteilen, wenn sie sich von ihren intensiven Emotionen in einer Angst auslösenden Situation distanzieren können. Allein die Vorstellung der peinlichen Verhaltensweisen und Symptome kann jedoch schon so starke Angst auslösen, dass dies für die Betroffenen schwer ist. Das Einsicht-Kriterium dient hauptsächlich der Abgrenzung von psychotischen Störungen. Falls den Patienten die Distanzierung schwer fällt, sollte geprüft werden, inwiefern die Befürchtungen nachvollziehbar sind und ob ggf. andere Indikatoren einer Psychose vorliegen.

Generalisierter Subtyp häufig

Das DSM-IV sieht zusätzlich die Möglichkeit vor, den Subtyp einer generalisierten sozialen Phobie zu bestimmen, wenn die Angst „in den meisten sozialen Situationen" auftritt. Der dazu komplementäre „nicht-generalisierte" Subtyp wird häufig auch als „diskrete" oder „spezifische" soziale Phobie bezeichnet. In der Regel ist bei einem generalisierten Subtyp von einem größeren Schweregrad und erhöhtem Behandlungsbedarf auszugehen. Bedauerlicherweise gibt es jedoch keine genauen Hinweise, wie „Situationen" definiert sind und wie viele Situationen für die Diagnose einer generalisierten Sozialen Phobie notwendig sind. Eine gute Lösung dieses Problems ergibt sich durch den Einsatz von standardisierten Fragebögen, die sich auf Situationen beziehen und Cut-off-Werte für Subtypen aufweisen (z. B. Liebowitz-Skala, siehe Kapitel 1.8).

Starke Überlappung mit der Vermeidend-Selbstunsicheren Persönlichkeitsstörung

Im Gegensatz zu früheren Ausgaben des DSM schließt die Diagnose einer Sozialen Phobie im gegenwärtig gültigen DSM-IV-TR (APA, 2000) nicht mehr die gleichzeitige Diagnose einer Vermeidend-Selbstunsicheren Persönlichkeitsstörung aus. Letztere ist gekennzeichnet durch ein „tiefgreifendes Muster sozialer Gehemmtheit, Insuffizienzgefühlen und Überempfindlichkeit gegenüber negativer Beurteilung". In Abgrenzung von der Sozialen Phobie konzentrieren sich die Kriterien auf die Furcht vor engen zwischenmenschlichen *Beziehungen* und weniger auf Befürchtungen bezüglich der sozialen Konsequenzen des eigenen Verhaltens in sozialen *Situationen*. Dennoch überlappen sich die Kriterien in erheblicher Weise: z. B. beziehen sich alleine 6 der 7 Kriterien der Vermeidend-Selbstunsicheren Persönlichkeitsstörung auf soziale Interaktionen. Dieses Problem wird nur durch zukünftige Revisionen der diagnostischen Klassifikationssysteme gelöst werden können.

Spezifische Merkmale bei Kindern

Während die Diagnose Soziale Phobie in früheren Ausgaben des DSM zumeist nur auf Erwachsene angewendet wurde, ist sie im DSM-IV (APA, 2000) nun auch für Kinder vorgesehen. Hierzu werden im DSM-IV einige Kriterien spezifisch formuliert. So wird bei Kindern vorausgesetzt, dass die Fähigkeit zum Knüpfen von altersgemäßen sozialen Beziehungen mit vertrauten Personen grundsätzlich möglich ist. Darüber hinaus zeigen Kinder häufiger altersgemäße Formen von Angstreaktionen (anklammern an Eltern, Schreien, Wutanfälle oder gelähmt sein), als dass sich typische Muster von Vermeidung und Rückzug feststellen lassen. Die Möglichkeit zur Einsicht in die Übertriebenheit ist nur in geringem Maße gegeben. Kinder sind zudem weniger gut in der Lage, selbstabwertende Kognitionen zu berichten, sondern geben häufiger eine Gedankenleere an. Zur Abgrenzung von passageren, entwicklungsbedingten Rückzugstendenzen sollen die Angstreaktionen mindestens 6 Monate andauern. Auf Grund dieser Einschränkungen wird vielfach davon ausgegangen, dass eine verlässliche Diagnosestellung vor dem 8. Lebensjahr kaum möglich ist.

1.3 Differenzialdiagnosen

Die Abgrenzung der Sozialen Phobie von anderen Angststörungen und depressiven Störungen ist auf Grund von symptomatischen Parallelen und hohen Komorbiditäten oftmals nicht einfach. Tabelle 1 gibt einen Überblick über gemeinsame und unterscheidende Merkmale. Generell ist die Unterscheidung der Sozialen Phobie von anderen Angststörungen vor allem durch Exploration der auslösenden Bedingungen und Inhalte der Befürchtungen möglich.

Die Differenzialdiagnose zur Agoraphobie ist auf Grund möglicher symptomatischer Überlappungen mitunter sehr schwierig. Zum einen ist die Anwesenheit von anderen Menschen bei beiden Störungen ein möglicher Auslöser von Angstreaktionen. Zum anderen können auch agoraphobische Reaktionen mit der Befürchtung einhergehen, sich vor anderen zu blamieren. Im Allgemeinen geben jedoch Patienten mit Agoraphobien im Gegensatz zu Patienten mit Sozialen Phobien an, auch in einigen Situationen Angst zu haben, in denen sie *allein* sind (z. B. allein zu Hause sein, allein Fahrstuhl fahren, allein im leeren Kaufhaus). Panikattacken treten nicht nur bei Agoraphobie, sondern auch bei ungefähr 50 % der Personen mit Sozialen Phobien auf und können in diesen Fällen zu einer sekundären agoraphobischen Vermeidung führen. In der Regel sind eine gründliche Exploration der auslösenden Situationen, der Kognitionen und der Verhaltensreaktionen unerlässlich, ggf. unterstützt durch den Einsatz von störungsspezifischen Fragebögen zur differenzialdiagnostischen Abgrenzung. Zusätzlich können die berichteten Körpersymptome wichtige Hinweise geben. Erröten, Zittern (bzw. Muskelzucken) und Schwitzen sind typisch für Soziale Phobien, dagegen sind Schwindel, Schwächegefühle, Herzrasen, Brustschmerzen und Ohrensausen häufiger Symptome der Panikstörung und/oder Agoraphobie.

Soziale Phobien und depressive Störungen weisen eine Reihe von Parallelen auf: Diese betreffen vor allem die soziale Vermeidung und das negative Selbstbild. Bei depressiven Patienten treten soziale Rückzugstendenzen phasenhaft und kongruent mit depressiver Stimmung auf, begleitet von dem typischen Spektrum der Symptome einer depressiven Episode. Bei Personen mit Sozialen Phobien ist hingegen eine durchgängige Vermeidung von sozialen Situationen zu beobachten. Prinzipiell ist jedoch die Komorbidität mit depressiven Störungen sehr häufig, so dass oftmals beide Diagnosen zutreffen (s. Kapitel 1.7).

Tabelle 1:
Differenzialdiagnostik der Sozialen Phobie/Sozialen Angststörung

Differenzial-diagnosen zu:	Gemeinsames Merkmal	Unterscheidendes Merkmal zur Sozialen Phobie
Depressive Störungen	Soziale Ängste und sozialer Rückzug/ Vermeidung; negatives Selbstbild	Erwartung von Ablehnung stimmungsabhängig, allgemeiner Antriebs-/Interessenverlust (SP: Angst vor Blamage); Selbstabwertung unabhängig von der Bewertung durch andere (SP: abhängig von der Bewertung durch andere)
Agoraphobie	Vermeidung von Situationen mit vielen Menschen	Angst auch wenn allein, Vermeidung von Hilflosigkeit (SP: Angst vor Blamage/Abwertung)
Panikstörung	Erleben von/ Furcht vor Kontrollverlust über Körperreaktionen	Bewertung der Symptome als vitale (SP: soziale) Bedrohung; befürchtete Symptome meist nicht sichtbar, z. B. kardiovaskuläre Symptome, Atemnot, Schwindel (SP: sichtbare Symptome)
Generalisierte Angststörung	Sorgen über soziale Situationen	Antizipation vieler (meist nicht-sozialer) katastrophaler Ereignisse (SP: situationsgebundene Erwartung sozialer Abwertung)
Zwangs-gedanken	Befürchtung von sozial inakzeptablem Verhalten, Vermeidung von sozialen Situationen, Schamgefühle	Ich-dystoner Verlust der Handlungskontrolle; obszöne Inhalte (SP: ich-syntone Erwartung von Versagen bei der Erfüllung sozialer Verhaltensstandards)
Körper-dysmorphe Störung	Vermeidung u. a. von sozialen Situationen; Schamgefühle	Ablehnung wegen entstelltem Aussehen (SP: Ablehnung wegen peinlichem Verhalten, sichtbaren Symptomen)
Schizophrene Störungen	Sozialer Rückzug/ Vermeidung	Grundlegende kognitive Defizite (Verarbeitung komplexer sozialer Reize), Anhedonie, Wahn (SP: übertriebene, aber nachvollziehbare und prinzipiell erfahrungsabhängige/korrigierbare Befürchtungen)

1.4 Epidemiologie

Häufigkeit in der Bevölkerung 4 %

Eine Reihe von epidemiologischen Studien an Populationen aus unterschiedlichen Kulturen weisen darauf hin, dass Soziale Phobien entgegen früherer Annahmen zu den häufigsten Angststörungen in der Allgemeinbevölkerung zählen. Es gibt beträchtliche Schwankungen in den Schätzungen der Prävalenzraten, die von 1 bis 4 % in früheren Studien bis zu 7 bis 16 % in späteren Studien reichen (Übersicht s. Wittchen & Fehm, 2003). Im Hinblick auf die unterschiedlichen zeitlichen Bezugsrahmen schwanken die Lebenszeit-

Prävalenzraten in den neueren Studien zwischen 7 und 12 %, die Einjahres-Prävalenzen liegen bei ca. 6 bis 8 % und die Einmonats-Prävalenzen bei 3 bis 4 %. Diese Schwankungen sind auf unterschiedliche Untersuchungsmethoden, diagnostische Kriterien und berücksichtigte Altersgruppen zurückzuführen. Eine Reanalyse von epidemiologischen Daten der umfangreichen National Comorbidity Survey (Narrow et al., 2002) zeigt jedoch, dass Soziale Phobien selbst bei eng gefassten, medizinisch orientierten Kriterien (u. a. Aufsuchen eines Arztes und Medikamenteneinnahme wegen der Symptome) die häufigste Angststörung darstellen. Es gibt auch Anhaltspunkte dafür, dass die Inzidenz von Sozialen Phobien über die letzten Jahrzehnte angestiegen ist. So zeigt eine weitere Reanalyse des National Comorbidity Survey, dass die Lebenszeitprävalenz über verschiedene Kohorten und über unterschiedliche Altersstufen hinweg ansteigt (Heimberg, Stein, Hiripi & Kessler, 2000).

Einige epidemiologische Studien weisen auch darauf hin, dass in der Bevölkerung etwas mehr Frauen als Männer (3 : 2) von der Störung betroffen sind (Wittchen & Fehm, 2003); in klinischen Populationen ist das Geschlechterverhältnis jedoch zumeist ausgeglichen. Bezüglich soziodemografischer Variablen weisen Betroffene im Durchschnitt ein geringeres Einkommen, ein geringeres Bildungsniveau, Zugehörigkeit zu einer geringeren sozialen Schicht und häufiger Arbeitslosigkeit auf. Personen mit Sozialen Phobien bleiben darüber hinaus häufiger unverheiratet als andere Menschen. Diese Ergebnisse werden als Ausdruck der gravierenden sozialen Beeinträchtigungen angesehen, die mit Sozialen Phobien einhergehen. Soziale Phobien bei Jugendlichen sagen späteren Alkohol- und Drogenmissbrauch sowie spätere Alkohol- und Drogenabhängigkeit vorher (Zimmermann et al., 2003).

Früher Beginn in Kindheit oder Jugend

Der Beginn Sozialer Phobien liegt in aller Regel in der Kindheit oder frühen Jugend. In den unterschiedlichen Studien lag das durchschnittliche Alter zu Beginn der Störung zwischen 10 und 13 Jahren; ein erstmaliges Auftreten im Erwachsenenalter ist selten. Ein früher Beginn scheint ein Risikofaktor für die Entwicklung des schwereren, generalisierten Subtyps darzustellen (Wittchen et al., 1999).

Soziale Ängste können zwar schon sehr früh, d. h. in den ersten Lebensjahren auftreten, sind jedoch noch nicht eindeutig als Soziale Phobie diagnostizierbar. Die Diagnosestellung scheint frühestens mit 8 Jahren möglich zu sein, wenn eine Interferenz der sozialen Ängste mit sozialen Anforderungen und sozialen Beeinträchtigungen beobachtet werden kann.

1.5 Risikofaktoren

Zu den Risikofaktoren, die zur Entwicklung Sozialer Phobien beitragen, werden einerseits genetische Faktoren und überdauernde Merkmale der Person wie Schüchternheit und Verhaltenshemmung gezählt, zum anderen Umgebungseinflüsse wie die Eltern-Kind-Interaktion, aversive soziale Erfahrungen und negative Lebensereignisse (Überblick s. Rapee & Spence, 2004).

Genetische Disposition

Genetische Faktoren spielen vermutlich eine bedeutsame, wenn auch moderate Rolle in der Disposition zur Entwicklung Sozialer Phobien. In Zwillingsstudien (Kendler et al., 1999) und Familienstudien (Lieb et al., 2000) wurde ein gehäuftes Auftreten von Sozialen Phobien und sozialen Ängsten beobachtet. Allerdings sprechen die Ergebnisse dafür, dass diese genetische Disposition weniger ein spezifischer Risikofaktor für Soziale Phobien als vielmehr für Angststörungen insgesamt darstellt.

Schüchternheit kein signifikanter Risikofaktor

Schüchternheit wird als stabiles, genetisch verankertes Persönlichkeitsmerkmal („Temperament") definiert, das sich in zwei Formen sozialer Angst manifestieren kann: (1) einer frühen (< 1 Jahre), durch somatische Angstsymptome charakterisierten Angst vor Fremden (sog. fearful shyness), und (2) einer später (> 4 Jahre) auftretenden, mit erhöhter Selbstbeobachtung und kognitiven Symptomen verbundenen sozialen Angst (self-conscious shyness). Allerdings zeigen Langzeitstudien, dass diese Angstreaktionen in der Kindheit nicht signifikant zur Vorhersage einer Sozialen Phobie im Erwachsenenalter beitragen (Asendorpf, 2002).

Verhaltenshemmung in Kindheit

Als Risikofaktor für die Entwicklung von Sozialen Phobien wird neben Schüchternheit auch die Verhaltenshemmung („behavioral inhibition") diskutiert. Hierunter versteht man die durchgängige, genetische Disposition zu Angst in und Rückzug aus ungewohnten Situationen (Kagan et al., 1984). Eine Reihe von Studien fand einen erhöhten Zusammenhang von retrospektiv oder im Querschnitt erfasster Verhaltenshemmung mit dem späteren Auftreten von Sozialen Phobien. Da dieser Zusammenhang größer war als der zu anderen Angststörungen, vermutet man einen spezifischen Vulnerabilitätsfaktor (Biedermann et al., 2001).

Überprotektive Erziehung und geringe emotionale Zuwendung der Eltern

Unter den potenziellen Faktoren, die in der Kindheit das Risiko für eine spätere Soziale Phobie erhöhen, wird dem Erziehungsstil die größte Bedeutung beigemessen. Retrospektive Berichte von erwachsenen Betroffenen wie auch direkte Beobachtungen der Eltern-Kind-Interaktion sprechen für einen Erziehungsstil der Eltern, der durch erhöhte Kontrolle, überprotektives Verhalten und weniger emotionale Zuwendung charakterisiert ist. Allerdings ist anzunehmen, dass dieser Erziehungsstil eher auf eine reziproke Interaktion zurückgeht: Ein eher sozial zurückgezogenes Kind löst bei der Mutter die Tendenz zu stärker kontrollierenden und protektiven Tendenzen aus; diese wiederum verstärken die sozialen Rückzugstendenzen beim Kind etc. (Rapee & Spence, 2004).

Es gibt eine Reihe von Befunden, die dafür sprechen, dass Angststörungen innerhalb von Familien auch durch Modelllernen übertragen werden können (familiäre Transmission). Hierfür könnte sprechen, dass Kinder von Eltern mit einer Sozialen Phobie häufiger diese Störung entwickeln als Kinder von Eltern, die keine psychische Störung aufweisen (Lieb et al., 2000). Allerdings scheint es sich hierbei um einen Risikofaktor zu handeln, der auch für Kinder von Eltern mit anderen psychischen Störungen zutrifft und somit nicht für Soziale Phobien spezifisch ist.

Soziale „Traumata“

In retrospektiven Studien berichtet ungefähr jeder zweite Betroffene von einem aversiven sozialen Erlebnis, bevor die Soziale Phobie begann (z. B. vor der Schulklasse ausgelacht worden zu sein, von anderen Kindern gehänselt, gedemütigt oder ausgeschlossen worden zu sein). Diese Befunde lassen sich teilweise auch aus Beobachtungsstudien mit sozialphobischen Kindern und gleichaltrigen Peers belegen (Rapee & Spence, 2004). Dabei scheinen sich die negativen Reaktionen von gleichaltrigen Kindern und die Rückzugstendenzen von sozialphobischen Kindern gegenseitig zu verstärken.

Neben diesen aversiven sozialen Erlebnissen berichten Personen mit Sozialen Phobien gehäuft von belastenden Lebensereignissen wie Scheidung, psychischen Störungen, Zerrüttung von Familie und Ehe, familiären Konflikten und sexuellem Missbrauch. Auch wenn die Studien mit großen methodischen Problemen wie z. B. Erinnerungsfehlern verbunden sind und belastende Lebensereignisse auch bei anderen psychischen Störungen gehäuft in der Kindheit vorkommen, so sprechen die Ergebnisse dafür, dass negative Erfahrungen und Lebensereignisse das Risiko für die Entwicklung von Sozialen Phobien erhöhen.

1.6 Verlauf und Prognose

Chronischer oder fluktuierender Verlauf

Epidemiologische Studien zeigen, dass Soziale Phobien chronisch verlaufen, mit einer durchschnittlichen Dauer von 20 bis 30 Jahren. Im Allgemeinen erlebt nur eine Minderheit der Personen mit Sozialen Phobien eine dauerhafte Spontanremission; in den verschiedenen Studien schwanken die Zahlen zwischen 11 und 48 %. In einer Längsschnittstudie erfüllten nach 2 Jahren 80 %, nach 5 Jahren 73 % und nach 8 Jahren immer noch 64 % der 158 nicht behandelten Patienten die Diagnosekriterien für Soziale Phobie. Bei ca. einem Drittel der Remissionen folgt nach 4 bis 5 Jahren wieder ein Rückfall (Keller, 2003).

Eine prospektive Längsschnittstudie mit Jugendlichen zeigte, dass sich die Störung in den meisten Fällen zunächst zunehmend verschlechtert, allerdings mit vorübergehenden Verbesserungen und Schwankungen der Symptomatik. Nach einem Alter von 24 Jahren hingegen verläuft die Störung in der Regel stabil und ohne Spontanremissionen (Wittchen & Fehm, 2003). Insgesamt ist der natürliche Verlauf ohne Behandlung im Vergleich zur Panikstörung und Depression als weitaus ungünstiger einzuschätzen.

1.7 Komorbidität

Die überwiegende Mehrheit der Personen mit Sozialen Phobien leidet unter weiteren psychischen Störungen, wobei Angststörungen, depressive Störungen und Substanzabhängigkeiten am häufigsten vorkommen. In dem bereits angesprochenen National Comorbidity Survey (Magee et al., 1996) litten 81 % der Patienten mit Sozialer Phobie gleichzeitig unter mindestens einer anderen psychischen Störung. Die höchste Komorbidität bestand mit anderen Angststörungen (56,9 %), insbesondere Spezifischen Phobien, Agoraphobien und Posttraumatischen Belastungsstörungen. 41,4 % der Patienten mit Sozialen Phobien hatten zusätzlich Affektive Störungen, insbesondere Major Depression, 39,6 % litten unter Substanzmissbrauch oder -abhängigkeiten. Sieht man einmal von den klinisch weniger relevanten Spezifischen Phobien ab, so stellt Major Depression die häufigste Komplikation bei Sozialen Phobien dar. In der Regel sind es jedoch mehrere psychische Störungen, die zusätzlich zur Sozialen Phobie auftreten: Bei 19 % besteht lediglich eine, bei 14 % bestehen zwei, bei 48 % drei zusätzliche Störungen. Bei Komorbidität von Sozialen Phobien mit anderen Störungen sind die Einschränkungen sozialer Beziehungen und sozialer Rollenfunktionen noch gravierender als bei „unkomplizierten" Sozialen Phobien (Stein & Kean, 2000).

Hohe Komorbidität mit Depression, Sucht und Angststörungen

Die Soziale Phobie gilt umgekehrt als eine häufige komorbide Störung bei anderen psychischen Störungen. Etwa jeder dritte Patient mit Affektiven Störungen leidet gleichzeitig unter einer komorbiden Sozialen Phobie (Zimmerman et al., 2002); ungefähr zwei Drittel dieser Personen suchen primär eine Behandlung für Soziale Phobie. Auch in Studien mit essgestörten Frauen fand sich eine erhöhte Komorbiditätsrate von 20 % mit Sozialen Phobien (Kaye et al., 2004).

In den meisten Fällen geht die Soziale Phobie der komorbiden Störung voraus, vor allem bei frühem Beginn der Sozialen Phobie. Depression und Alkoholmissbrauch zählen zu den häufigsten nachfolgenden Komplikationen. Die selteneren Sozialen Phobien mit spätem Beginn sind eher eine sekundäre Folge anderer komorbider Störungen. Hieraus lässt sich die Schlussfolgerung ziehen, dass Soziale Phobien ein verbreiteter Risikofaktor für die Entwicklung weiterer psychischer Störungen, vor allem von Depression und Suchterkrankungen, sind.

Risikofaktor für andere psychische Störungen

Eine Erklärung für die häufige Entwicklung sekundärer Depression könnte sein, dass bei schwereren Sozialen Phobien starke Vermeidungstendenzen mit einer zunehmenden Demoralisierung und einem negativen Selbstbild einhergehen. Hierfür spricht auch, dass bei komorbider Depression das Suizidrisiko stark erhöht ist: 71 % der Personen mit Sozialer Phobie äußerten Suizidgedanken und 34,9 % berichteten von Suizidversuchen in der Vorgeschichte (Nelson et al., 2000). Das Suizidrisiko ist dabei dreimal so hoch wie bei Personen mit Major Depression ohne komorbide Soziale Phobie.

Sekundärer Substanzmissbrauch und sekundäre Substanzabhängigkeit dürften auf den Versuch zurückzuführen sein, die Substanzen als Selbstmedikation zur Spannungsreduktion einzusetzen. Allerdings können Soziale Phobien auch als Folge von Substanzstörungen entstehen, da die Betroffenen auf Grund von Entzugserscheinungen oder beruflichen Problemen fürchten, stigmatisiert zu werden.

1.8 Diagnostische Verfahren

Angesichts der Abgrenzungsprobleme von subklinischen sozialen Ängsten einerseits und anderen psychischen Störungen andererseits sowie der hohen Komorbiditätsraten ist der Einsatz von diagnostischen Hilfsmitteln zur genauen Diagnostik von Sozialen Phobien besonders empfehlenswert.

Störungsspezifische Fragebögen anwenden

Für die Diagnosestellung nach ICD-10 oder DSM-IV sind die entsprechenden Module aus dem „Strukturierten Klinischen Interview für DSM-IV-Achse I" (SKID-I, Wittchen, Zaudig & Fydrich, 1997) wie auch das „Diagnostische Interview für psychische Störungen" (DIPS, Margraf, Schneider & Ehlers, 1994) hilfreich. Im DIPS werden zusätzlich zur Diagnosestellung Informationen erhoben, die in der Therapieplanung bzw. Indikationsstellung berücksichtigt werden können.

Sowohl zum Screening als auch zur Bestimmung des Schweregrads einer Sozialen Phobie ist die Verwendung von psychometrisch evaluierten Fragebögen in der klinischen Praxis sehr zu empfehlen. Hierzu eignen sich besonders folgende störungsspezifische Verfahren:

- Die Social Phobia Scale (SPS) und die Social Interaction Anxiety Scale (SIAS) (Mattick & Clarke, 1998; deutsche Fassung von Stangier, Heidenreich, Berardi, Golbs & Hoyer, 1999) umfassen jeweils 20 Items. Die SPS erfasst Angst vor Situationen, in denen die betroffene Person der Bewertung durch andere unterliegt (sog. „performance anxiety"). Die SIAS bezieht sich auf Ängste in sozialen Interaktionssituationen. Beide Skalen weisen hinsichtlich interner Konsistenz und diskriminanter Validität zufriedenstellende bis gute Kennwerte auf. Es liegen Cut-off-Werte zur Abgrenzung der Sozialen Phobie von Personen mit anderen psychischen Störungen und Personen ohne psychische Störungen vor (Stangier et al., 1999).
- Das Social Phobia and Anxiety Inventory (SPAI) (Turner, Beidel, Dancu & Stanley, 1989; deutsche Fassung: Fydrich, Scheurich & Kasten, 1995) enthält 32 Items, die sich auf soziale Ängste in Bezug auf verschiedene Personengruppen (z. B. unbekannte Menschen, Vorgesetzte oder Autoritätspersonen, andere Menschen allgemein) beziehen. Einige Items sind durch Mittelwertbildung über verschiedene Subitems auszuwerten, so dass der Fragebogen insgesamt 63 Fragen enthält. Zusätzlich werden

neben sozialphobischen Symptomen in einer Subskala auch agoraphobische Symptome erfasst. Das SPAI ist deshalb zeitaufwändiger als die SIAS und SPS, jedoch sensitiver für Therapieeffekte. Es liegen Cut-off-Werte für die Bestimmung von Sozialen Phobien und Agoraphobien vor.

- Das Social Phobia Inventory (SPIN) (Connor, Davidson, Churchill, Sherwood, Foa & Weisler, 2000; deutsch: Stangier & Steffens, 2001) enthält 17 Items und eignet sich als Screening-Instrument für Soziale Phobien. Der Fragebogen ist bezüglich Reliabilität und Validität überprüft. Es liegen Cut-off-Werte für die Identifikation von Sozialen Phobien und zur Abgrenzung von psychischen Störungen und nicht-klinischen Kontrollpersonen vor.
- Die Liebowitz Social Phobia Scale (Liebowitz, 1987; deutsch: Stangier & Heidenreich, 2005) ist das am meisten verbreitete Fremdbeurteilungsverfahren für Soziale Phobien. Auf Grund eines semistrukturierten Interviews werden das Ausmaß der Angst und die Häufigkeit von Vermeidung in 24 sozialen Situationen erfasst. Die Items werden in separaten Subskalen zu Leistungs- und Sozialangst und in einer Gesamtskala aufsummiert. Interne Konsistenz und konvergente Validität der deutschen Version sind zufriedenstellend. Ein Cut-off-Wert der englischen Originalversion liegt vor. Darüber hinaus besteht die Möglichkeit zur quantitativen Abgrenzung vom generalisierten und nicht-generalisierten Subtyp.

Die genannten Instrumente eignen sich auch für Messungen zur Therapieevaluation. Weiterhin ist der Einsatz von Fragebögen zur Diagnostik komorbider Störungen sinnvoll, z. B. das Beck Depressions-Inventar für depressive Störungen. Außerdem existieren eine Reihe von Fragebögen, die sich nicht spezifisch auf das Störungskonzept der Sozialen Phobie beziehen. Im deutschen Sprachraum wird häufig der U-Fragebogen von Ullrich de Muynck und Ullrich (1977) eingesetzt, um Selbstunsicherheit und Kompetenzdefizite zu erfassen. Der Fragebogen wurde auf der Basis des Konzeptes sozialer Kompetenzen entwickelt und lässt sich nur begrenzt für die Diagnostik Sozialer Phobien einsetzen.

Zusätzlich liegen einige Fragebögen vor, die zur Erfassung wichtiger Komponenten des kognitiven Modells eingesetzt werden können, wie der Fragebogen zu Sozialphobischen Kognitionen (SPK; s. Anhang, S. 103).

2 Störungstheorien und Erklärungsmodelle

2.1 Kognitive Theorien

2.1.1 Die Theorie von Beck

Nach der Theorie von Beck, Emery und Greenberg (1985) stellen negative kognitive Schemata die zentrale Ursache für die Entwicklung psychischer Störungen dar. Wenn die kognitiven Schemata durch Stressoren wie Lebensereignisse oder besondere Anforderungen aktiviert werden, so entwickeln sich die problematischen Emotionen und Verhaltensweisen. Dies bedeutet, dass nach Beck et al. (1985) eine erfolgreiche Behandlung die Veränderung der problematischen kognitiven Schemata voraussetzt. Charakteristisch für Soziale Phobien sind nach Beck et al. (1985) u. a. folgende Schemata:

- Bewertungen des Selbst als inkompetent oder Versager,
- die übermäßige Gewichtung der Bewertung durch andere und gesellschaftlicher Normen,
- die Sichtweise, dass andere Menschen immer sehr kritisch in ihrer Beurteilung sind,
- perfektionistische Standards der Bewertung des eigenen Verhaltens,
- Rollenangemessenheit des eigenen Verhaltens.

Solche negativen kognitiven Schemata werden nach Beck et al. (1985) in Form von konditionalen oder unkonditionalen Annahmen im Gedächtnis gespeichert. Unkonditionale Annahmen sind Grundüberzeugungen, die absolute Bewertungen enthalten, z. B. „Ich bin ein Außenseiter“ oder „Ich bin nicht liebenswert“. Konditionale Annahmen sind Wenn-dann-Verknüpfungen, etwa der Art „Wenn andere merken, dass ich ängstlich bin, werden sie mich ablehnen“.

Als beobachtbares Resultat dieser Schemata erleben Patienten mit Sozialen Phobien negative automatische Gedanken in Angst auslösenden Situationen oder in Erwartung solcher Situationen. Solche Gedanken sind zum Beispiel: „Die anderen finden mich lächerlich“, „Die anderen sehen mir an, dass ich unfähig bin“ (vgl. Fragebogen zu Sozialphobischen Kognitionen (SPK) im Anhang, S. 103). Diese Gedanken werden als „automatisch“ verstanden, da sie nur wenig Aufmerksamkeitskapazität erfordern und habituell ablaufen, im Gegensatz zu kontrollierten (oder „strategischen“) Verarbeitungsprozessen, die zielorientiert und bewusst ablaufen. Dies heißt nicht, dass diese Gedanken völlig unbewusst sind. Sie gelten als zumindest potenziell bewusst wahrnehmbar. Automatische Gedanken bieten einen guten Einstieg in die Therapie, da sie am leichtesten einer Identifikation und Veränderung zugänglich sind. Die Veränderung dysfunktionaler Grundüberzeugungen ist durch kognitive Verzerrungen wie Übergeneralisierung oder selektive Abstraktion des Patienten erschwert, und stellt daher besondere Anforderungen an den Therapeuten.

Negatives Selbstbild entsteht in Kindheit oder Jugend

Die Entstehung der negativen kognitiven Schemata kann auf unterschiedliche Einflüsse und Erfahrungen im Laufe der frühen Entwicklung zurückgeführt werden. Sie können z. B. durch Modelllernen von den Eltern übernommen werden oder durch elterliche Erziehungsstile verstärkt worden sein (vgl. Kapitel 2.2). Auch eine überkritische oder überbehütende Haltung der Eltern kann die Entwicklung eines positiven Selbstbildes und von Selbstvertrauen behindern. Auf die gleiche Weise können auch psychische Störungen der Eltern, insbesondere Soziale Phobien, auf direkte Weise das Risiko zur Entwicklung einer Sozialen Phobie bei Kindern erhöhen (Lieb et al., 2000). Weiterhin tragen auch soziale Misserfolgserlebnisse (von Mitschülern gehänselt oder vor der Klasse ausgelacht werden) und traumatisierende Erfahrungen im engeren Sinne, etwa sexueller Missbrauch, zu negativen Schemata bezüglich des Selbst oder der Bewertung durch andere bei.

Vor allem aber sind es ungünstige Erfahrungen in Übergängen von einer Entwicklungsphase zur nächsten, die die Entwicklung von Sozialen Phobien begünstigen. Insbesondere in der frühen Adoleszenz, wenn die eigenen sozialen Fähigkeiten noch nicht weit entwickelt sind, kann es durch überzogene Erwartungen der Umwelt und einer Überforderung des sozialen Verhaltensrepertoires zur Entwicklung ungünstiger Überzeugungen kommen (Beck et al., 1985, S. 92). Die Belastungen, die mit dieser Entwicklungsphase einhergehen, aktivieren somit die negativen Schemata. Nicht zufällig entwickeln sich behandlungsbedürftige soziale Ängste zum ersten Mal in dieser Lebensphase. Von klinischer Bedeutung ist die Beobachtung, dass die negativen Schemata trotz der Entwicklung eines angemessenen Repertoires an sozialen Fähigkeiten längerfristig bestehen bleiben und nicht korrigiert werden.

2.1.2 Das Modell von Clark und Wells

Die Theorie von Beck et al. (1985) konzentriert sich vor allem auf die Rolle von kognitiven Schemata in der Entstehung, Auslösung und Aufrechterhaltung von Sozialen Phobien. Diese kognitiven Schemata bilden die *Disposition* zur Entwicklung von Sozialen Phobien. Ihre Aktivierung in späteren Lebensphasen führt zur Auslösung der Störung. Die *Aufrechterhaltung* der Störung wird primär durch Vermeidung der Angst auslösenden Situationen erklärt. Hier ergibt sich jedoch eine ungeklärte Frage: Da soziale Situationen (im Gegensatz zu vielen anderen phobischen Stimuli) in unserer Gesellschaft nicht durchgängig vermieden werden können, müssen sich Personen mit Sozialen Phobien immer wieder den gefürchteten Situationen stellen. Obwohl die Konfrontation nach traditioneller Anschauung zu einer Habituation an die Situation und aus kognitiver Sicht zu einer Korrektur der sozialphobischen Überzeugungen führen müsste und oftmals eine intellek-

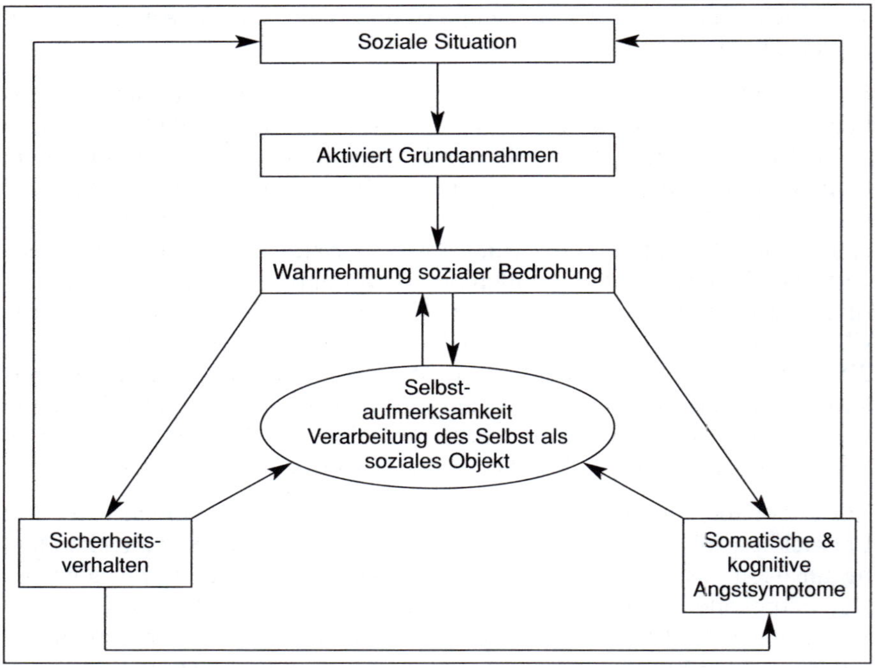

Abbildung 1:
Kognitives Modell

tuelle Einsicht in die Übertriebenheit der negativen Überzeugungen besteht, erleben die Betroffenen über viele Jahre hinweg eine intensive soziale Angst.

Aufrechterhaltung durch fehlerhafte Verarbeitung sozialer Information

Hier setzt das kognitive Modell von Clark und Wells (1995; Clark & Ehlers, 2002) an und erklärt die Aufrechterhaltung sozialer Ängste durch fehlerhafte Prozesse in der Informationsverarbeitung. Die zentralen Faktoren, die zu einer Aufrechterhaltung der sozialphobischen Angstreaktion beitragen, sind nach Clark und Wells (1) erhöhte Selbstaufmerksamkeit und Verarbeitung des Selbst als soziales Objekt, (2) Sicherheitsverhalten sowie (3) antizipatorische und nachträgliche Verarbeitungsprozesse.

Exzessive Selbstaufmerksamkeit und verzerrte Vorstellung des sichtbaren Selbst

Wenn Personen mit Sozialer Phobie eine negative Bewertung durch andere Menschen erwarten, verlagern sie ihre Aufmerksamkeit in extremer Weise auf eine detaillierte Beobachtung und Überprüfung ihrer selbst (exzessive

Selbstaufmerksamkeit). Welchen Eindruck sie auf andere machen und wie andere über sie denken, schließen sie auf Grund interner Informationen (d. h. Körperempfindungen, Gefühle), die sie aus der Selbstbeobachtung gewinnen. Auf diese Art geraten sie in ein geschlossenes System, indem sie die meisten Hinweise für ihre Befürchtungen selbst erzeugen, und indem sie Hinweise ignorieren bzw. nicht wahrnehmen, die die Überzeugung einer Blamage entkräften könnten (z. B. positive Reaktionen von anderen Menschen) (Spurr & Stopa, 2002).

Exzessive Selbstaufmerksamkeit verhindert Aufnahme sozialer Information

Die Betroffenen konzentrieren sich in Angst auslösenden Situationen vor allem auf drei Quellen internaler Information, die einen negativen, verzerrten Eindruck des Selbst verursachen.

– Die Betroffenen setzen das ängstliche Gefühl mit ängstlichem Aussehen gleich, sog. emotionale Beweisführung „Weil ich mich ängstlich fühle, beweist dies, dass ich extrem ängstlich aussehe". Das kann zu deutlichen Verzerrungen führen. Zum Beispiel schlussfolgern viele Patienten aus dem „Gefühl" zu zittern oder zu schwitzen, dass das Zittern oder Erröten so stark ist, dass es anderen Menschen auffällt; tatsächlich sind diese körperlichen Symptome jedoch kaum bemerkbar oder überhaupt nicht sichtbar.
– Bei vielen Patienten mit Sozialer Phobie treten spontan Vorstellungsbilder auf, in denen sie sich selbst aus einer Beobachterperspektive erleben (Hackmann, Clark & McManus, 2000). Diese Vorstellungsbilder sind keine realistische Repräsentation ihrer Erscheinung, sondern vielmehr eine stark verzerrte Visualisierung oder gelegentlich auch akustische Vorstellung ihrer Ängste. Zum Beispiel stellen sich viele Betroffene mit der Angst vor Erröten ein intensiv leuchtendes, rotes Gesicht mit entstellten Zügen (z. B. wie ein „feuerroter Ballon") vor. Die Vorstellungen können auch durch Körperempfindungen verstärkt werden: Ein Sozialphobiker, der an seiner Arbeitsstelle befürchtet, dass eigene Beiträge in Versammlungen dumm wirken könnten, könnte sich auf Grund von Spannungsgefühlen der Gesichtsmuskulatur vorstellen, wie ein „schwachsinniger Trottel" oder „Hanswurst" auszusehen. Nicht selten sind diese Vorstellungen auch verfestigte Erinnerungen an frühere, sozial traumatisierende Erfahrungen aus Kindheit oder Jugend. So gehen die Vorstellungen vieler Betroffenen auf Situationen zurück, in denen sie als Kinder vom Lehrer vor der Klasse „heruntergemacht", von anderen Kindern gehänselt und ausgelacht oder vom Vater als „Versager" beschimpft und gedemütigt wurden.

Verzerrte Vorstellung des sozialen Selbst aus der Beobachterperspektive

– Neben Gefühlen und Vorstellungen können auch diffusere Eindrücke („felt sense") zu dem negativen Eindruck des sozialen Selbst beitragen. Zum Beispiel äußerte ein Patient, dass er im Zusammensein mit anderen Menschen eine Trennung erlebe, so als ob zwischen ihm und den anderen eine „gläserne Wand" sei. Diese Wahrnehmung geht einher mit dem Gefühl, „merkwürdig" und „absonderlich" zu wirken.

Sicherheitsverhalten

Unter Sicherheitsverhalten versteht man Strategien, die in Angst auslösenden Situationen eingesetzt werden, um eine gefürchtete Katastrophe zu verhindern oder deren Auswirkungen entgegenzuwirken. Nach dem Modell von Clark und Wells (1985) wird die Soziale Phobie durch Sicherheitsverhalten aufrechterhalten, indem aus einem Nichteintreten der Katastrophe nicht etwa die Schlussfolgerung gezogen wird, dass die negativen Erwartungen unbegründet sind, sondern dass das Sicherheitsverhalten eine Katastrophe verhindert hat (Wells, Clark, Salkovskis et al., 1995). Beispiele hierfür sind: Sätze innerlich vorbereiten und einüben, um zu verhindern, beim öffentlichen Vortragen ins Stocken zu geraten; ein Glas fest in beide Hände nehmen, um Zittern zu unterdrücken; viele interessante Erzählungen in die Unterhaltung einbringen, um dem Eindruck entgegenzuwirken, langweilig und uninteressant zu sein.

Sicherheitsverhalten verhindert Aufnahme korrektiver Information

Die Identifikation von Sicherheitsverhalten ist oftmals nicht einfach, da es sich meist um ideosynkratische Strategien handelt, die auf höchst individuellen Vermutungen hinsichtlich ihrer Wirkung basieren. Zudem sind die meisten Strategien eher mentale Prozesse als beobachtbare Verhaltensweisen. Und obwohl Sicherheitsverhalten intentional, d. h. mit der Absicht einer Verhinderung einer Blamage oder Ablehnung, eingesetzt wird, ist es dennoch häufig automatisiert und den Betroffenen nicht bewusst.

Darüber hinaus wird in Angst auslösenden Situationen häufig eine große Anzahl von Sicherheitsverhaltensweisen eingesetzt. Sie zielen darauf ab, durch erhöhte Selbstbeobachtung und Selbstkontrolle, peinliches Verhalten oder Symptome zu unterdrücken bzw. zu verhindern (z. B. sich überlegen, was man sagen will) oder, falls sie doch auftreten, diese zu verbergen (z. B. Wahl der Kleidung bei übermäßigem Schwitzen). Andere Strategien haben das Ziel, durch „unauffälliges" Verhalten, die Aufmerksamkeit anderer zu vermeiden (z. B. schweigen, sich „möglichst normal" verhalten) oder eigene Aufmerksamkeit von unangenehmen Gedanken oder Gefühlen wegzulenken, die peinliche Verhaltensweisen oder Körpersymptome hervorrufen könnten (z. B. gezielt an etwas Positives denken).

Neben der Aufrechterhaltung sozialphobischer Überzeugungen können manche Sicherheitsverhaltensweisen auch zu anderen ungünstigen Auswirkungen führen:

- Sicherheitsverhalten kann paradoxerweise manche Symptome hervorrufen, die eigentlich verhindert oder unterdrückt werden sollen. Zum Beispiel führt der Versuch, Zittern zu unterdrücken, indem man ein Glas fester anfasst, zu einer verkrampfteren Haltung, ruckartigen Bewegungen oder Zittern. Versucht man, Schweißflecken unter den Achseln durch das Tragen einer Jacke oder festes Andrücken der Arme an den Körper zu verbergen, kann dies zu vermehrtem Schwitzen führen. Bemüht man sich, den roten Faden einer Unterhaltung nicht zu verlieren, indem man sich bewusst alles Gesagte wörtlich merkt, überfordert man das eigene Gedächtnis und kann der Unterhaltung nicht mehr folgen.

Ungünstige Wirkung von Sicherheitsverhalten

- Sicherheitsverhalten führt zu einer verstärkten Selbstaufmerksamkeit, da sich die Person in erhöhtem Maße beobachten muss, um zu überprüfen, ob das peinliche Verhalten oder Körpersymptom unterdrückt wird. Zum Beispiel konzentriert sich eine Person, die Erröten durch gezielte Entspannung verhindern will, auf die Hauttemperatur des Gesichts, um festzustellen, ob auch wirklich kein Erröten eintritt.
- Sicherheitsverhaltensweisen sind häufig so auffällig, dass die Aufmerksamkeit anderer Menschen auf den Betroffenen gelenkt wird. So vermeiden z. B. manche Patienten durch leises Sprechen, im Mittelpunkt der Aufmerksamkeit zu stehen. Hierdurch können andere Personen sie jedoch schlechter verstehen und sind gezwungen, sich ihnen noch stärker zuzuwenden. Ein anderes Beispiel wäre ein Sozialphobiker, der Angst vorm Trinken in der Öffentlichkeit hat, weil er zittern könnte, und der versucht, durch Festhalten des Glases mit beiden Händen, Herunterbeugen des Kopfes und Abwenden von Gesprächspartnern, das Zittern zu verbergen. Erst durch diese auffälligen Verhaltensweisen wird die Aufmerksamkeit der Gesprächspartner auf das Verhalten des Sozialphobikers gelenkt.
- Sicherheitsverhalten hat auf andere Personen häufig negative Wirkungen, die sozialphobischen Patienten meist nicht bewusst sind (Stangier, Schermelleh-Engel & Heidenreich, im Druck). Die negativen Reaktionen der anderen werden wiederum von den Patienten als Bestätigung ihrer Befürchtung, sich peinlich verhalten zu haben, fehlinterpretiert. Zum Beispiel wirken Sozialphobiker auf andere Menschen häufig distanziert und gedankenverloren, weil sie ständig damit beschäftigt sind, ihr Verhalten zu überprüfen, und deshalb nur wenig Aufmerksamkeit auf den Gesprächspartner richten können. Der Versuch, Angstsymptome zu verstecken und möglichst kein Anzeichen von Schwäche zu zeigen, lässt Personen mit Sozialer Phobie nicht selten arrogant oder unfreundlich erscheinen und löst bei den Gesprächspartnern negative Reaktionen hervor.

Verarbeitungsprozesse vor, in und nach einer sozialen Situation

Selektive Aufmerksamkeit für negative soziale Information

Interpretation sozialer Hinweisreize. Sozialphobiker richten ihre Aufmerksamkeit nicht nur in geringerem Maße auf die soziale Situation, sondern sie interpretieren diese in verzerrter, negativer Weise. So konzentrieren sich Sozialphobiker selektiv auf die o. g. negativen Reaktionen anderer. Darüber hinaus deuten sie auch zweideutige oder neutrale Reaktionen als sicheres Zeichen der Zurückweisung (Stopa & Clark, 2000). Zum Beispiel interpretieren Sozialphobiker bei öffentlichen Reden das Fehlen positiver Reaktionen der Zuhörer (Nicken, Lächeln) und vieldeutige Reaktionen im Publikum (vom Redner abwenden, auf Notizen schauen etc.) als Anzeichen von Ablehnung, obwohl diese Reaktionen ebenso Hinweise auf eine anregende und inspirierende Wirkung ihrer Rede sein könnten.

Antizipation von sozialer Bedrohung. Bereits im Vorfeld einer kritischen sozialen Situation beschäftigen sich Sozialphobiker mit möglichen negativen Ereignissen und erleben beträchtliche Angst (Hinrichsen & Clark, 2003). Sie stellen sich intensiv vor, wie sie auf andere negativ wirken und abgelehnt werden, und beziehen sich dabei auf Erinnerungen an vergangene Misserfolge. Diese Erwartungsangst geht einher mit einer hohen Selbstaufmerksamkeit, Vorstellungen über ihre Wirkung auf andere und dem Versuch, der drohenden Katastrophe mit Hilfe von Sicherheitsverhalten (z. B. intensiver Vorbereitung) entgegenzuwirken. Die Angst kann so intensiv werden, dass die Patienten das Ereignis völlig vermeiden. Begeben sie sich trotz der Angst in die Situation, so befinden sie sich bereits auf einem hohen Angstniveau und in einer extrem ungünstigen Form der Informationsverarbeitung, so dass ein positiver Ausgang weniger wahrscheinlich wird.

Antizipatorische Verarbeitung erhöht Angst

Negative Umbewertung im Rückblick auf die soziale Situation. Auch nach einer sozialen Situation setzt sich die verzerrte Verarbeitung fort. Obwohl die Person möglicherweise keine negativen Erfahrungen gemacht hat, wird die Situation im Rückblick einer erneuten Prüfung unterzogen. Die Person geht das Ereignis noch einmal in allen Einzelheiten durch, wobei die in der Situation erlebten Angstgefühle, die hohe Selbstaufmerksamkeit und die Vorstellungen bezüglich der eigenen Wirkung erneut aktiviert werden. Da soziale Interaktionen selten mit eindeutig positiven Rückmeldungen, sondern meist mit mehrdeutigen Hinweisen auf die Bewertung durch andere verbunden sind, wird der Rückblick durch die negative Selbstwahrnehmung bestimmt und die Interaktion viel negativer beurteilt, als sie in Wirklichkeit war (Abbott & Rapee, 2004). Zum Beispiel berichtete eine Patientin davon, dass sie in einer Unterhaltung mit Bekannten gesagt hatte, dass sie einen bestimmten Film gesehen hätte. Später erinnerte sie sich daran, dass keiner der Bekannten diesen Film gesehen hatte. Sie interpretierte dies als Hinweis darauf, dass der Film nicht anspruchsvoll sei und die Bekannten sie jetzt für eine ungebildete und dumme Person halten würden, ohne ihr dies direkt zu sagen.

Nachträgliche Umbewertung stabilisiert negative Überzeugung

Ein weiterer Faktor, der zu einer nachträglichen negativen Umdeutung von möglicherweise positiven oder neutralen Erfahrungen führt, ist die Erinnerung an frühere Misserfolge. Die Person erinnert sich selektiv an die Serie vergangener Misserfolgserfahrungen und reiht die aktuelle Interaktion in diese Serie ein. Die Folge ist, dass auch neutrale Reaktionen anderer oder eigentlich unbedeutende Aspekte der Interaktionen als Bestätigung, sozial inadäquat zu sein, interpretiert werden, und hierdurch die sozialphobischen Überzeugungen verstärkt werden.

2.2 Andere Theorien

2.2.1 Lernfaktoren und soziale Einflüsse

Traditionelle lerntheoretische Erklärungen Sozialer Phobien basieren vor allem auf zwei Konzepten: der klassischen Konditionierung und des sozialen Kompetenzdefizits.

Konditionierung durch soziale Traumata

Wie in Kapitel 1.5 dargestellt, berichten viele Betroffene, dass ihre Ängste nach „sozial traumatisierenden" Erlebnissen (z. B. gehänselt werden) entstanden sind. Die Entwicklung Sozialer Phobien könnte demnach durch die Bildung klassisch konditionierter Stimulus-Response-Assoziationen erklärt werden (Rapee & Spence, 2004). Nach der Zwei-Faktoren-Theorie wird die Aufrechterhaltung der Angst durch die negative Verstärkung des Vermeidungsverhaltens und der damit verbundenen Verhinderung der Löschung begründet.

Evolutionärer Vorteil durch soziale Angst?

Diese lerntheoretische Sichtweise wurde erweitert um das Konzept einer spezifischen „preparedness", einer evolutionär begründeten, biologisch verankerten Bereitschaft, Angst vor aggressiven, kritischen oder ablehnenden Gesichtern zu entwickeln (Öhmann, Dimberg & Öst, 1985). Der evolutionäre Selektionsvorteil einer solchen Bereitschaft zu sozialer Angst könnte darin bestehen, sich auch als unterlegenes Gruppenmitglied besser wechselnden Dominanzhierarchien anpassen zu können. Eine solche Disposition zu sozialen Angstreaktionen wäre unter den Lebensbedingungen der gegenwärtigen menschlichen Gesellschaft jedoch nicht mehr sinnvoll.

Defizite in sozialen Kompetenzen selten

Die Hypothese, dass soziale Ängste eine Folge von Defiziten in sozialen Kompetenzen darstellen, stellt eine Verbindung zur Theorie des sozialen Lernens her. Danach wird sozial kompetentes Verhalten nicht nur auf Grund direkter Verstärkung durch die Reaktionen anderer gelernt, sondern auch durch Beobachtung von Verhaltensweisen, die zu verstärkenden Reaktionen der sozialen Umgebung führen. Defizite in sozialen Kompetenzen können sich herausbilden, wenn selbstsichere Verhaltensweisen nicht ausreichend verstärkt werden oder effektive Modelle fehlen. In vielen Studien wurde zwar beobachtet, dass Sozialphobiker ungünstige soziale Verhaltensweisen, d. h. eine Beeinträchtigung der sozialen Performanz (des beobachtbaren Verhaltens), zeigen. Jedoch werden diese ungünstigen sozialen Verhaltensweisen weniger als Hinweis auf Kompetenzdefizite, sondern vielmehr als Folge der Hemmung adäquaten Verhaltens durch die exzessive Angst gesehen. Auch die oben geschilderten negativen Auswirkungen des Sicherheitsverhaltens können zu einem ungünstigen sozialen Eindruck beitragen. Die hohe Selbstaufmerksamkeit könnte dazu führen, dass Betroffene soziale Hinweisreize schlechter wahrnehmen. Kompetenzdefizite spielen vermutlich eher eine Rolle bei Personen mit Vermeidend-Selbstunsicherer Persönlichkeitsstörung und bei Sozialen Phobien im Kindes- und Jugendalter (Thompson & Rapee, 2002).

2.2.2 Interpersonelle Faktoren

Interpersonelle Modelle Sozialer Phobien wurden aus unterschiedlichen theoretischen Perspektiven, der Lerntheorien, kognitiver Modelle und der Bindungstheorie formuliert. Zentrales Merkmal der Theorien ist das Konzept des sich selbst erhaltenden interpersonellen Zirkels (Alden & Taylor, 2004). Danach werden in aktuellen zwischenmenschlichen Beziehungen Erwartungen bezüglich der Reaktionen anderer Personen ausgelöst, die auf früheren Erfahrungen in zwischenmenschlichen Beziehungen beruhen. Dementsprechend werden im aktuellen Kontext solche Strategien eingesetzt, die bereits früher zur Bewältigung solcher Erfahrungen erlernt wurden. Diese Verhaltensweisen lösen jedoch bei den Interaktionspartnern Reaktionen aus, die wiederum die Grundannahmen, Erwartungen und Überzeugungen bestätigen.

Interpersoneller Zirkel von Erwartung, selbstprotektivem Verhalten und negativen Reaktionen anderer

Ausgangspunkt für solche negativen interpersonellen Zirkel können z. B. Defizite in der Erfüllung sozialer Rollen oder ungünstige frühe Erfahrungen in den Beziehungen zu nahe stehenden Personen sein. In der Regel werden auch in späteren Beziehungen selbstprotektive Strategien eingesetzt, die mit ungünstigen Kognitionen, Angst und Vermeidung einhergehen. Kommt es auf Grund dessen zu wiederholten negativen zwischenmenschlichen Erfahrungen, verstärkt sich die Erwartung von Versagen. Eine niedrige Selbstwirksamkeit, hohe Selbstaufmerksamkeit und Überempfindlichkeit gegenüber Kritik sind die Folge. Die ungünstigen selbstprotektiven Strategien, insbesondere aber mangelndes prosoziales Verhalten (z. B. nonverbale Zuwendung und Interesse, reziproke Selbstöffnung), tragen zur Verfestigung negativer interpersoneller Verhaltensmuster bei (Alden & Taylor, 2004).

Aus *kognitiver* Sicht wird dieses ungünstige interpersonelle Verhaltensmuster durch negative soziale Schemata sowie durch die selektive Aufmerksamkeit für und Fehlinterpretation von bedrohungsrelevanten sozialen Hinweisreizen gesteuert. Nach der Theorie von Baldwin und Main (2001) werden mit der Verarbeitung von Erfahrungen mit Beziehungen auch Informationen über das Selbst gespeichert. Bei sozialphobischen Personen werden also nicht nur Erwartungen über die negative Bewertung durch andere, sondern auch ein negatives Selbstbild aktiviert.

Eine Reihe von zumeist retrospektiven Studien belegen zum einen, dass Personen mit Sozialen Phobien häufig ungünstige Erfahrungen in ihrer Kindheit und Jugend gemacht haben (s. Kapitel 1.5). Darüber hinaus konnten einige der Faktoren, die zur Entwicklung von negativen interpersonellen Zirkeln beitragen, empirisch bestätigt werden (Alden & Taylor, 2004). Bislang konnte jedoch noch nicht ausreichend geklärt werden, ob die gefundenen Zusammenhänge spezifisch sind für Soziale Phobien und ob man ihnen eine kausale Rolle in der Entwicklung der Störung zuweisen kann.

2.2.3 Neurobiologische Theorien

Auf Grund der Beobachtung, dass bestimmte pharmakologische Substanzen wie z. B. Serotonin-Wiederaufnahme-Hemmer soziale Ängste beeinflussen können (s. Kapitel 5.3), sehen einige biologisch-psychiatrische Theorien eine mögliche Ursache von Sozialen Phobien in Abnormalitäten der Neurotransmitter-Systeme im Gehirn. Tierexperimentelle Studien und Untersuchungen mit sozialphobischen Patienten erbrachten jedoch nur inkonsistente Ergebnisse bezüglich möglicher Dysfunktionen im serotonergen, noradrenergen oder dopaminergen Neurotransmitter-System (Übersicht s. Herrmann, 2002).

Ein weiterer neurobiologischer Erklärungsansatz bezieht sich auf die funktionellen neuronalen Grundlagen von Furcht und Angst. Danach wird den neuronalen Schaltkreisen, insbesondere der Amygdala und dem Hippocampus, die für die Wahrnehmung und Verarbeitung von Gefahrenreizen verantwortlich sind, eine besondere Rolle in der Entstehung Sozialer Phobien gegeben. In jüngster Zeit sind einige Studien mit bildgebenenden Verfahren publiziert worden, die für eine Hypersensibilität der Amygdala sprechen. So zeigten Personen mit Sozialen Phobien bei öffentlichem Reden eine im Vergleich zu Kontrollpersonen deutlich erhöhte Aktivierung der Amygdala und verringerte Aktivität corticaler Hirnareale (Tillfors et al., 2001). Diese Überaktivität geht bei erfolgreicher Behandlung der Sozialen Phobie mit kognitiv-behavioraler Therapie oder Serotonin-Wiederaufnahme-Hemmern wieder zurück (Furmark et al., 2002). Darüber hinaus zeigten Personen mit Sozialen Phobien auch eine verstärkte Aktivierung der Amygdala bei der Präsentation von Bildern mit ärgerlichem Gesichtsausdruck (Stein et al., 2002) und in Konditionierungsexperimenten bei Bildern mit neutralem Gesichtsausdruck, wenn diese mit aversiven Reizen gekoppelt wurden (Schneider et al., 1999). Aus tierexperimentellen Studien weiß man, dass die Verarbeitung von Gefahrenreizen und Auslösung von Furchtreaktionen über einen „Kurzschluss"-Regelkreislauf in sehr kurzer Zeit und ohne Beteiligung bewusster Bewertungen erfolgen kann, während die bewusste, elaborierte Verarbeitung über den Kortex langsamer verläuft. Darüber hinaus zeigte sich in einer experimentellen Studie zur Erkennung von emotionalem Gesichtsausdruck, dass die Insula, die eine wichtige Rolle bei der Wahrnehmung und Bewertung des körperlichen Aktivierungszustandes spielt, bei Sozialen Phobien überaktiviert ist (Straube et al., 2004).

Überaktivität der Amygdala

Vor dem Hintergrund der Ergebnisse aus Untersuchungen zu kognitiven Aspekten von Furcht und Angst erscheinen Aufmerksamkeitsprozesse für die therapeutische Beeinflussung von Furchtreaktionen von großer Bedeutung. Eine besondere Rolle könnte hierbei der Präfrontal-Kortex spielen, der in enger Verbindung zur Amygdala steht und dessen Funktion möglicherweise in einer Kontrolle von Angstreaktionen liegt (Davidson, 2002). In der o. g. Therapiestudie zeigten sozialphobische Patienten, die mit kognitiv-behavio-

Präfrontalkortex vermittelt Therapieeffekte

raler Therapie erfolgreich behandelt worden sind, eine signifikante Verringerung der präfrontalen Hirnaktivität. Die Patienten mit erfolgreicher pharmakologischer Behandlung zeigten diesen Effekt nicht. Dies könnte darauf hinweisen, dass psychologische Therapieansätze über andere neurobiologische Mechanismen, die Verbindungen zwischen Präfrontalkortex und Amygdala umfassen, wirksam werden, und möglicherweise deshalb auch langfristig effektiver sind als pharmakologische Behandlungsansätze.

3 Diagnostik und Indikation

3.1 Exploration und Eingangsdiagnostik

Soziale Phobien sind sehr heterogene Störungen, die sich auf höchst unterschiedliche, im Umgang mit anderen vermeintlich peinliche Verhaltensweisen oder Körpersymptome beziehen können. Diese Heterogenität, wie auch die Überlagerung mit komorbiden Störungen, macht es für den Kliniker schwierig, Soziale Phobien zu erkennen und von subklinischen sozialen Ängsten abzugrenzen. Zudem neigen auch viele Patienten dazu, dem Therapeuten ihre sozialphobischen Probleme aus Scham zu verschweigen.

Gezielte Exploration von Kognitionen notwendig

Neben der Abklärung der diagnostischen Kriterien (s. Kapitel 1.2; ggf. auch mit Hilfe eines strukturierten diagnostischen Interviews) ist daher für die Diagnosestellung eine gezielte Exploration der Angst auslösenden Situationen und der Inhalte der Befürchtungen notwendig. Hierbei sollten als zentrale Elemente der sozialphobischen Befürchtungen herausgearbeitet werden,
1. welches inakzeptable Verhalten oder Körpersymptom befürchtet wird,
2. mit welchen Bewertungen andere Personen reagieren.

Beeinträchtigungen in sozialen Beziehungen oder Beruf

Die Abgrenzung Sozialer Phobien von *subklinischen Ängsten* basiert auf dem klinischen Urteil, ob bedeutsame emotionale Belastungen und Beeinträchtigungen in sozialen Beziehungen oder im beruflichen Lebensalltag verursacht werden. Deshalb sollte in der Exploration auch auf die Folgeprobleme durchgängiger Vermeidung eingegangen werden: im privaten Bereich z. B. Kontaktarmut, Einsamkeit, Partnerlosigkeit, im Beruf z. B. Abbruch von Ausbildungen, unterqualifizierte Tätigkeiten, Arbeitslosigkeit u. Ä. Als gute Ergänzung und Hilfe bei der Exploration von Sozialen Phobien haben sich Fragebögen zur Selbstbeurteilung der Symptome bewährt. Die in Kapitel 1.8 dargestellten Instrumente sind auf Grund der spezifischen Bezugnahme auf Soziale Phobien und der Akzeptanz bei den Patienten zu empfehlen. Sie bieten die Möglichkeit, klinisch relevante Soziale Phobien auf der Grundlage von empirisch ermittelten Cut-off-Werten zu erkennen und haben sich darüber hinaus als sensitiv für Behandlungseffekte erwiesen. Dies erleichtert auch die Abgrenzung von subklinischen Ängsten.

Der Subtyp einer „Generalisierten Sozialen Phobie“ sollte diagnostiziert werden, wenn die Angst „in den meisten sozialen Situationen“ auftritt. Die Beurteilung des Generalisierungsgrades ist jedoch nicht immer einfach; als ein wichtiges Hilfsmittel für diese Fragestellung eignet sich die Fremdbeurteilung von Angst und Vermeidung spezifischer Problemsituationen in der Liebowitz-Soziale-Angst-Skala (Stangier & Heidenreich, 2005).

Grad der Generalisierung

Ein weiteres Hilfsmittel zur Informationsgewinnung stellt die direkte Exploration von Kognitionen während oder im Anschluss an diagnostische Rollenspiele dar. In der Regel lassen sich zusätzlich auffällige Verhaltensaspekte beobachten, die auf eine hemmende Wirkung von Angst, Kompetenzdefizite oder auch Sicherheitsverhalten hinweisen können. Als Rollenspiele eignen sich unter anderem die Simulation einer Unterhaltung, einer öffentlichen Rede oder einer Handlung (essen, trinken etc.), die von anderen beobachtet wird.

Soziale Ängste und Vermeidung, die durch andere psychische oder körperliche Störungen bedingt sind, sind nicht immer leicht von einer primären komorbiden Sozialen Phobie abzugrenzen. Beispiele sind soziale Ängste bei Schizophrenien, Aufmerksamkeitsdefizit-Hyperaktivitätsstörungen, Alkoholismus, Essstörungen, sowie bei körperlichen Krankheiten wie Morbus Parkinson, essenziellem Tremor, Torticollis spasmodicus oder bei Entstellungen auf Grund von Krankheiten oder Verletzungen. Prinzipiell sollte eine Diagnose der Sozialen Phobie nicht gegeben werden, wenn die sozialen Ängste auf Grund solcher Probleme erklärt werden können. Allerdings können sie ein klinisch relevantes Ausmaß erreichen, so dass eine spezifische Behandlung der sozialen Ängsten neben der Behandlung der primären Störung indiziert ist.

3.2 Indikation und differenzielle Indikation

Die meisten Patienten mit Sozialer Phobie suchen keine Behandlung auf, da sie ihre Probleme auf eine persönliche Charakterschwäche oder einen Persönlichkeitszug zurückführen und nicht glauben, dass es sich um eine therapierbare Störung handelt. Die Motivation zum Aufsuchen einer Behandlung entwickelt sich oftmals erst, wenn gravierende soziale oder berufliche Folgeprobleme bzw. sekundäre Störungen, insbesondere Depression oder Suchtprobleme, auftreten. Auslöser sind häufig Veränderungen in den persönlichen Lebensumständen mit neuen Anforderungen an das Verhaltensrepertoire (Umzug, neue Arbeitsstelle, Beförderung bzw. Aufgabenerweiterung). Seltener bezieht sich die Behandlungsmotivation unmittelbar auf die sozialen Ängste (z. B. Vorträge oder Referate halten zu müssen und deshalb nachts nicht schlafen zu können).

Über Soziale Phobien informieren

Wird die Diagnose Soziale Phobie festgestellt, sind grundlegende Informationen zu möglichen Ursachen und Behandlungsmöglichkeiten zu vermitteln. Häufig ist es notwendig darauf hinzuweisen, dass es sich bei den geschilderten Symptomen nicht um eine Charaktereigenschaft, sondern um ein psychische Störung handelt, die relativ verbreitet, ernst zu nehmen und vor allem behandelbar ist.

Frühere Metaanalysen wiesen darauf hin, dass sowohl für verhaltenstherapeutische Methoden als auch für eine Reihe von psychopharmakologischen Wirkstoffen Effektivitätsnachweise vorliegen. Sie wiesen kurzfristig auf einen vergleichbaren Grad an Wirksamkeit, langfristig jedoch auf eine Überlegenheit der verhaltenstherapeutischen Methoden hin. Der in diesem Buch vorgestellte Behandlungsansatz erwies sich in zwei neueren Studien sowohl kurz- als auch langfristig der Behandlung mit Serotonin-Wiederaufnahme-Hemmern überlegen. Daher erscheint es gerechtfertigt, die im folgenden Kapitel dargestellte kognitive Therapie bei Personen mit Sozialen Phobien grundsätzlich als Behandlung erster Wahl zu empfehlen.

3.3 Berücksichtigung von Komorbidität in der Therapieplanung

Da in der psychotherapeutischen Versorgung fast jeder Patient mit Sozialer Phobie zusätzlich unter einer anderen psychischen Störung leidet (s. Kapitel 1.7), ist eine Anpassung der Therapieplanung an die jeweilige Problemkonstellation des individuellen Falls unumgänglich. Zunächst gilt es zu entscheiden, ob die andere Störung auch behandlungsbedürftig wäre, wenn die Soziale Phobie nicht vorliegen würde. Man kann den Patienten z. B. fragen: „Wenn ich Ihre Sorgen und Ängste im Umgang mit anderen Menschen mit einem Zauberstab wegzaubern könnte, meinen Sie, dass Sie dann noch Hilfe durch Fachleute für … (andere Störung, anderes Problem) benötigen würden?“

Ist die komorbide Störung primär oder sekundär?

Liegen mehrere behandlungsbedürftige Probleme vor, so ist zu entscheiden, in welcher Reihenfolge/Kombination die Störungen behandelt werden sollen. Hier ist relevant, ob die komorbiden Störungen als primär oder sekundär zu gewichten sind. Eine solche Einschätzung basiert vor allem auf der Beurteilung der funktionalen Zusammenhänge: Welche Störung trat zuerst, welche als Folge auf? Lassen sich Auswirkungen der erstmanifestierten auf die Entstehung der folgenden Störung explorieren?

Zusätzlich zur funktionalen Beziehung sollte der Therapeut auch die Schweregrade der beiden Störungen berücksichtigen.

- Leichtere und moderate Ausprägungen von Depressionen (einschließlich Dysthymer Störungen) sind häufig als funktionale Folge der Beeinträchtigungen durch die Soziale Phobie zu verstehen. Zu bedenken ist, dass bei depressiven Störungen die Motivation, sich mit Angst auslösenden Situationen zu konfrontieren und aktiv neue Bewältigungsfertigkeiten einzuüben, auf Grund der generellen Antriebsminderung und des Pessimismus verringert ist. Nicht selten gehen jedoch die depressiven Verstimmungen zurück, wenn die negativen und demotivierenden Auswirkungen der Sozialen Phobie auf soziale Beziehungen und Beruf überwunden werden können.
- Sehr schwere Major Depressive Episoden (z. B. aktuelle Suizidgefahr) machen zunächst eine andere Schwerpunktsetzung notwendig; das hier vorgestellte Behandlungskonzept ist erst nach dem Abklingen der depressiven Episode sinnvoll. Andererseits sollte die erfolgreiche Behandlung einer zunächst im Vordergrund stehenden affektiven (und auch substanzbezogenen) Störung nicht dazu verleiten, die Behandlung der Sozialen Phobie zu vernachlässigen, da diese einen wesentlichen Faktor zur Entstehung von Rückfällen darstellt.

Schwere Depression hat Priorität

- Substanzmissbrauch und -abhängigkeit sind auf Grund der möglichen körperlichen Entzugssymptome und Folgeprobleme, der psychischen Veränderungen (Kontrollverlust), sowie der Bedrohung der sozialen Anpassungsfähigkeit eine höchst ungünstige Ausgangsbedingung für die Behandlung der Sozialen Phobie. Deshalb sollte zunächst eine Suchtbehandlung im Vordergrund stehen. Der gelegentliche und gezielte Einsatz von Alkohol als Sicherheitsverhalten, um „peinlichen" Angstsymptomen entgegenzuwirken, sollte jedoch von schwerem Substanzmissbrauch abgegrenzt werden. In der Regel können Patienten mit Sozialen Phobien diese Bewältigungsstrategie rasch abbauen, sobald sie in Verhaltensexperimenten deren ungünstige Auswirkungen erkannt haben.

Suchtbehandlung hat Priorität

- Panikattacken und andere Angststörungen können zur Verstärkung der sozialphobischen Symptome beitragen oder, wie z. B. bei Agoraphobien, durch die Mechanismen der Vermeidung an der Aufrechterhaltung der Sozialen Phobien beteiligt sein. Komorbide Angststörungen machen gezielte störungsbezogene Interventionen im weiteren Verlauf der Therapie notwendig. So sind Verhaltensexperimente zur Überprüfung von Paniksymptomen (z. B. Hyperventilationstest) ebenso in die Behandlung einzubeziehen wie der Abbau von Vermeidungsstrategien (z. B. durch Aufsuchen öffentlicher Verkehrsmittel).

Spezifische Interventionen gegen Panikattacken

- Inwieweit man bei gleichzeitigem Vorliegen einer Vermeidend-Selbstunsicheren Persönlichkeitsstörung von einer Komorbidität sprechen kann, ist umstritten. Nach unseren Erfahrungen sind die in diesem Buch dargestellten Behandlungsprinzipien auch bei Patienten wirksam, die die Kriterien einer solchen Persönlichkeitsstörung erfüllen. In einer Studie (Clark et al., in Druck) erfüllten 78 % der Patienten, bei denen vor der Behandlung eine Vermeidend-Selbstunsichere Persönlichkeitsstörung neben

Vermeidend-Selbstunsichere Persönlichkeitsstörung wie SP behandeln

einer generalisierten Sozialen Phobie diagnostiziert worden war, ein Jahr nach der Behandlung nicht mehr die Kriterien für eine Vermeidend-Selbstunsichere Persönlichkeitsstörung.

Bei Verhaltensdefiziten zusätzlich soziale Kompetenzen verbessern

- Bei Patienten mit ausgeprägten sozialen Verhaltensdefiziten bietet es sich an, gezielte Übungen zur Verbesserung der sozialen Kompetenzen in die Verhaltensexperimente und Vorbereitungen von Expositionen einzubauen. Grundsätzlich stellt das jedoch die Ausnahme dar. Bei dieser Patientengruppe muss mit einer Verlängerung der Therapiedauer und ggf. einem weniger günstigen Therapieabschluss gerechnet werden.

Sinnvolle Abfolge von Schwerpunkten

In der Regel werden komorbide Störungen in der Therapieplanung berücksichtigt, indem man eine bestimmte Abfolge von Schwerpunkten bildet. Zum Beispiel wird man bei depressiver Grundstimmung, Rückzug und Passivität zunächst einen Aktivitätsaufbau in Betracht ziehen, bevor man sozialphobische Überzeugungen bearbeitet. Vielfach zielen Interventionen gleichzeitig auf Probleme aus mehreren Störungsmustern ab. So können depressive und sozialphobische Kognitionen durch Sokratischen Dialog, Tagebücher und Verhaltensexperimente gleichermaßen sinnvoll bearbeitet werden. Analoges gilt für ein negatives Selbstbild, das sowohl bei depressiven Störungen als auch bei Sozialer Phobie eine wichtige Rolle spielt. Es empfiehlt sich daher, die Schwerpunkte stärker nach thematischen (kognitiven) Schwerpunkten, als nach Störungsbereichen zu differenzieren.

Flexible Umsetzung von Interventionen

Zusammengefasst führen komorbide Störungen zu komplexeren und länger dauernden Therapien, in denen auch den spezifischen Auswirkungen und Beeinträchtigungen der komorbiden Störungen Rechnung getragen werden muss. Jedoch hat sich nach unseren Erfahrungen der in diesem Buch vorgestellte Behandlungsansatz, entsprechend modifiziert und flexibel eingesetzt, auch außerhalb eines streng kontrollierten Forschungssettings, in psychotherapeutischen Ambulanzen und Praxen gut bewährt.

4 Behandlung

4.1 Grundsätze und Rahmenbedingungen der Behandlung

4.1.1 Umfang und Setting der Behandlung

14 bis 20 Sitzungen plus ...

Die im Folgenden beschriebene Behandlung ist als Einzeltherapie angelegt und umfasst, nach einer Phase der Eingangsdiagnostik, in der Regel 14 bis 20 wöchentliche Therapiekontakte sowie „Booster“-Sitzungen, z. B. 3-monatliche Sitzungen oder Sitzungen nach 3, 6 und 12 Monaten. Die Sitzungen dauern vor allem in der Anfangsphase der Therapie länger als 50, im Durchschnitt 75 bis 90 Minuten; insbesondere bei In-vivo-Verhaltensexperimenten können bis zu 2 Stunden benötigt werden. Die Behandlung kann zwar auch in Form einer Gruppentherapie erfolgen; in diesem Fall empfiehlt es sich jedoch, die Sitzungen in der ersten Behandlungsphase, in der auf individuelle Kognitionen, Aufmerksamkeitsprozesse und Sicherheitsverhalten eingegangen wird, zunächst im Einzelsetting durchzuführen (s. Kapitel 5.1).

... Booster-Sitzungen

Sitzungsdauer 75 bis 120 Minuten

4.1.2 Behandlungskonzept und Überblick über den Behandlungsablauf

Ausgehend vom kognitiven Modell der Sozialen Phobie (s. Kapitel 2.1.2), verfolgt die Behandlung das Ziel, zentrale sozialphobische Überzeugungen des Patienten zu verändern:

- Erwartungen, wie das eigene Verhalten und die körperlichen Reaktionen von anderen in sozialen Situationen wahrgenommen und beurteilt werden (z. B. „Andere sehen, dass ich schwitze, und denken, ich bin unfähig"),
- Überzeugungen bezüglich sozialer Situationen und deren Konsequenzen (z. B. „Wenn ich zu der Feier gehe, wird niemand mit mir sprechen wollen", „Wenn ich in der Sitzung etwas sage, merken die anderen, dass ich dumm bin").

In der Therapie geht es darum, die Mechanismen zu verändern, die diese Überzeugungen aufrechterhalten:

Therapie setzt bei aufrechterhaltenden Faktoren sozialphobischer Überzeugungen an

- Patienten haben bisher den Eindruck, den sie auf andere machen, aus ihren eigenen Gefühlen, Körperempfindungen und Vorstellungsbildern erschlossen. Sie werden angeleitet, stattdessen ihre Aufmerksamkeit in sozialen Situationen nach außen zu richten, d. h. auf den Inhalt der sozialen Interaktion. Daneben überprüfen sie gezielt, wie andere Personen auf die befürchteten Verhaltensweisen und Körpersymptome (z. B. Zittern, Gesprächspausen) reagieren und holen so eine realistischere Rückmeldung über ihre Wirkung auf andere ein.

Externalisierung der Aufmerksamkeit

- Patienten haben bisher in sozialen Situationen komplexes Sicherheitsverhalten ausgeübt, das die Wahrscheinlichkeit erwarteter sozialer Katastrophen verringern sollte (z. B. den Kopf senken, damit andere nicht sehen können, dass man errötet; im Kopf genau vergleichen, was man sagen will und was man schon gesagt hat, damit man nicht langweilig/dumm wirkt). In der Therapie wird demonstriert, dass das Sicherheitsverhalten unerwünschte negative Effekte auf die Angst und eine negative Wirkung auf andere hat. Patienten werden angeleitet, das Sicherheitsverhalten (inklusive der ständigen Überwachung ihres eigenen Verhaltens)

Abbau von Sicherheitsverhalten

aufzugeben und sich stattdessen voll auf die soziale Interaktion zu konzentrieren.

Videofeedback

- Die Überzeugung, peinlich zu wirken, wird durch verzerrte Vorstellungsbilder vom eigenen Aussehen aufrechterhalten. Durch Videofeedback wird die Diskrepanz zwischen dem negativen Bild und der tatsächlichen Wirkung auf andere Personen verdeutlicht.

Abbau von Vermeidung

- Patienten haben bisher soziale Situationen vermieden oder blieben in sozialen Situationen im Hintergrund, weil sie negative Reaktionen und Bewertungen durch andere erwarteten. Sie werden ermutigt, zu überprüfen, wie andere tatsächlich reagieren, wenn sie sich an den vermiedenen sozialen Situationen beteiligen.

Veränderung nachträglicher und antizipatorischer Verarbeitung

- Patienten haben bisher im Anschluss an soziale Situationen selektiv über Aspekte nachgegrübelt, die nicht zufrieden stellend gelaufen sind. Sie werden angeleitet, stattdessen eine realistische Einschätzung vorzunehmen und unproduktives Grübeln aufzugeben. Ebenso werden sie angeregt, antizipatorisches Grübeln über erwartete Katastrophen in zukünftigen sozialen Situationen aufzugeben.

Um diese Ziele zu erreichen, ist es zunächst notwendig, dass Patient und Therapeut ein gemeinsames Verständnis (Arbeitsmodell) der Probleme entwickeln. Zu beachten ist, dass die Soziale Phobie in der Regel bereits seit der Kindheit oder frühen Jugend besteht. So interpretieren die Patienten verständlicherweise ihre sozialen Ängste als Teil ihrer Persönlichkeit oder mangelnden Kompetenz und sind davon überzeugt, sie wüssten, wie sie auf andere in sozialen Situationen wirken. Die grundlegende „Botschaft" der Therapie, dass sie bisher irreführende Informationen verwendet haben, um ihre Wirkung auf andere in sozialen Situationen zu beurteilen, ist völlig neu für sie. Auch haben die Patienten jahrelang Sicherheitsverhalten im guten Glauben eingesetzt, sie würden dadurch einen gerade noch einmal akzeptablen Eindruck machen und ihre Symptome im Griff behalten.

Ableitung eines angemessenen Erklärungsmodells

In den ersten drei bis vier Sitzungen muss zunächst einmal erreicht werden, Zweifel beim Patienten an seinen bisherigen Überzeugungen zu wecken und damit die Bereitschaft zu erhöhen, diese zu überprüfen und neu zu lernen, wie andere Menschen auf sie in sozialen Situationen reagieren. So wird nach der Entwicklung eines individuellen Störungsmodells (vgl. Kapitel 4.2.1) zunächst demonstriert, dass Sicherheitsverhalten unerwünschte Konsequenzen auf die Angst und eine negative Wirkung auf andere hat (vgl. Kapitel 4.3.1). Des Weiteren wird mit Hilfe von Videofeedback gezeigt, dass eine große Diskrepanz besteht zwischen dem Eindruck, den der Patient von seinem eigenen Verhalten/seiner Erscheinung hat, und dem, was andere wahrnehmen (vgl. Kapitel 4.3.2). Zwischen Therapeut und Patient wird ein Konsens darüber erreicht, dass der Patient bisher irreführende Informationen benutzt hat, um seine Wirkung auf andere zu beurteilen.

In den folgenden Sitzungen erhalten die Patienten Gelegenheit, durch Verhaltensexperimente (vgl. Kapitel 4.4) systematisch neue, realistischere Er-

Struktur der Behandlung
1. Entwicklung eines individuellen Störungsmodells. 2. Demonstration aufrechterhaltender Mechanismen – Experiment zum Sicherheitsverhalten – Videofeedback: Verzerrte Vorstellungen bezüglich des „sichtbaren Selbst". 3. Aufbau einer realistischeren Selbstwahrnehmung in sozialen Situationen und Veränderung individueller sozialphobischer Überzeugungen durch (parallel): 3.1 Verhaltensexperimente in relevanten Situationen (ohne Sicherheitsverhalten, Aufmerksamkeitsfokus nach außen, Videofeedback) – Interaktionen mit anderen Menschen im therapeutischen Setting – in vivo (therapeutenangeleitet) – Hausaufgabe (selbstangeleitet). 3.2 weitere Methoden der kognitiven Umstrukturierung – verbale Techniken – Imaginationstechniken – Reduktion der antizipatorischen und nachträglichen Verarbeitung. 3.3 weitere Methoden zur Veränderung dysfunktionaler Grundüberzeugungen. 4. Behandlungsabschluss und Rückfallprophylaxe. 5. „Booster"-Sitzungen.

fahrungen zu sammeln, wie sie auf andere wirken und was andere Leute über ihr Verhalten denken. So können sie ihre Überzeugungen und Erwartungen überprüfen und ein weniger negatives und realistischeres Bild ihres „sichtbaren Selbst" entwickeln. In einer Vielzahl von Verhaltensexperimenten, in denen die Patienten kein Sicherheitsverhalten durchführen und ihre Aufmerksamkeit nach außen richten, beobachten sie die Reaktionen anderer auf das eigene Verhalten/die befürchteten Körpersymptome. Hierzu gehören auch Situationen, die sie wegen ihrer Angst bisher vermieden haben. Die Verhaltensexperimente werden individuell abgestimmt mit dem Ziel, die zentralen sozialphobischen Überzeugungen zu überprüfen und der Realität anzupassen.

Überprüfung von Überzeugungen in Verhaltensexperimenten

4.1.3 Therapeut-Patient-Beziehung

Die Angst des Patienten vor Abwertung durch den Therapeuten. Das therapeutische Setting ist eine soziale Situation und kann daher von Patienten mit Sozialer Phobie, insbesondere in der generalisierten Form, als belastend erlebt werden. Der Kontakt zum Therapeuten kann Angst vor Abwertung und

Sicherheitsverhalten gegenüber Therapeut

Sicherheitsverhalten auslösen, die sich z. B. in mangelnder Konzentration, mangelnder Offenheit oder in längerem Schweigen auf Fragen hin äußern können. Befürchtungen, der Therapeut könnte schlecht über den Patienten denken, kann zu Sicherheitsverhalten und Vermeidungsstrategien gegenüber dem Therapeuten führen, z. B. zur kontinuierlichen Überprüfung und Bewertung eigener Äußerungen. Manche Patienten mit Sozialen Phobien erscheinen in der Therapie zurückgezogen, desinteressiert, abwesend oder auch kritisch gegenüber dem Therapeuten. Es ist wichtig, dass Therapeuten solche Verhaltensweisen als Sicherheitsverhalten erkennen und ihr eigenes Verhalten dementsprechend anpassen.

Therapeutenverhalten, das bei anderen Patientengruppen den Aufbau einer therapeutischen Beziehung fördert (z. B. empathisches Eingehen auf Probleme, explizite Äußerungen von Wertschätzung, Blickkontakt und zugewandte Körperhaltung), kann bei Patienten mit Sozialen Phobien Angst auslösen. Eine intensive Aufmerksamkeitszuwendung in der Therapie kann die Befürchtung des Patienten verstärken, dass der Therapeut peinliche Defizite entdecken wird, was zu mangelnder Kooperation und Rückzug führt. Daher ist in der Anfangsphase der Therapie ein „sachlicher" Interaktionsstil günstiger, der sich auf die Identifikation und Veränderung von Sicherheitsverhalten und negativen Kognitionen konzentriert. Ebenfalls hilfreich ist die Verwendung von Wandtafeln oder Flipcharts, da hierdurch der Fokus der Aufmerksamkeit nach außen gelenkt wird. Hierdurch wird vermieden, dass sich der Patient „ausgefragt" oder „verhört" fühlt, und er kann die Analysen von problematischen Kognitionen und Verhalten besser aufnehmen und verstehen. Zudem stellen die Aufzeichnungen eine gute Erinnerungsstütze für die Arbeit in den nachfolgenden Sitzungen dar.

„Sachlicher" Interaktionsstil

Auch in den folgenden Sitzungen bleibt zu beachten, dass die detaillierte Exploration von Details der Befürchtungen, das Fragen nach Problemen bei der Umsetzung von Hausaufgaben oder auch Schweigen, Bewertungsdruck beim Patienten auslösen können, der sich in Sicherheitsverhalten und Rückzug zeigen kann. Therapeuten sollten daher auf solche Anzeichen achten und ihr Verhalten dementsprechend anpassen.

Empathie und „Geleitetes Entdecken". Das Verhalten und die Symptome des Patienten haben eine innere Logik, da sie sich direkt aus seinen (allerdings fehlerhaften) Überzeugungen ableiten. In der Therapie ist es daher wichtig, dass sich der Therapeut so in das Denken des Patienten hineinversetzt, dass er diese innere Logik und die intensiven Ängste und Schamgefühle des Patienten verstehen kann. Er sollte gegenüber dem Patienten sein Verständnis ausdrücken („Sie haben das Gefühl, so merkwürdig zu wirken, dass sie am liebsten aus der Situation flüchten möchten"), ohne dadurch den Patienten in seinen Interpretationen zu bestätigen (also nicht: „… sie wirken so merkwürdig, dass …"). Außerdem sollten Therapeuten darauf achten, die Therapie völlig an den verzerrten Überzeugungen des Patienten und deren Überprüfung zu orientieren und sich nicht von eigenen Erfahrungen und Überzeugungen beeinflussen zu lassen.

In der Therapie geht es darum, die Überzeugungen des Patienten, die die soziale Angst aufrechterhalten, an der Realität zu überprüfen. Dies geschieht durch „Geleitetes Entdecken". Der Patient lernt durch gezieltes Nachfragen und Verhaltensexperimente, eine „empirische" Haltung gegenüber seinen Gedanken und Überzeugungen zu entwickeln, diese wie wissenschaftliche Hypothesen zu operationalisieren und an der Realität zu überprüfen. Die Zusammenarbeit von Therapeut und Patient gleicht der eines Detektivteams, das versucht, Hypothesen zu entwickeln und herauszufinden, ob diese zutreffen. Der Patient spielt dabei eine sehr aktive Rolle und wird ermutigt, selbst zu überlegen, wie er seine Überzeugungen und Erwartungen überprüfen kann.

Geleitetes Entdecken

Der Therapeut strukturiert diesen Prozess durch gezielte Fragen, Anregungen und Rückmeldungen. Er wirkt dabei als Modell für eine empirische Grundhaltung gegenüber den Überzeugungen. Er erleichtert neue Erfahrungen durch Unterstützung und aktive Hilfe bei der Planung der Überprüfung der Überzeugungen und leitet den Patienten zur Reflexion über die neuen Erfahrungen an. Er bleibt jedoch gegenüber den Inhalten der Überzeugungen und Schlussfolgerungen möglichst neutral und lenkt die Diskussion immer wieder auf die Evidenzen, die für oder gegen bestimmte Schlussfolgerungen sprechen (vgl. Kapitel 4.4.1).

Neutralität des Therapeuten

Auswirkungen von negativem Selbstwertgefühl auf die therapeutische Beziehung. Patienten mit Sozialer Phobie neigen besonders leicht dazu, sich unterlegen und unzulänglich zu fühlen. Auch wenn der Therapeut eine Expertenrolle und Modellfunktion übernehmen sollte, so entsteht durch die unterschiedliche Rollenverteilung auch die Gefahr, dass Patienten mit Sozialer Phobie eigene Fähigkeiten abwerten. Daher ist es für den Therapeuten wichtig, ein Gleichgewicht in der Beziehung zu finden, in der der Patient nicht durch einen „allwissenden" und „perfekten" Therapeuten in seiner Unzulänglichkeit bestätigt wird. Im therapeutischen Vorgehen ist daher das Prinzip des „Geleiteten Entdeckens" besonders zu beachten. Indem die Vorbereitung und Strukturierung von Interventionen zwar vom Therapeuten ausgeht, der Patient jedoch die Ergebnisse selbst analysieren und Schlussfolgerungen ziehen kann, wird ein kooperativer Arbeitsstil hergestellt, in dem der Patient das Gefühl von Kompetenz für die Lösung der eigenen Probleme entwickeln kann.

Aktiver Beitrag des Patienten

Perfektionismus. Perfektionistische Grundeinstellungen zeigen sich nicht nur in überzogenen Einstellungen bezüglich des eigenen Verhaltens, sondern auch in unrealistischen Erwartungen an die Therapie. Viele Patienten, insbesondere mit geringeren Beeinträchtigungen auf Grund von nichtgeneralisierter Sozialer Phobie, streben danach, die Ängste möglichst schnell und ohne emotionalen Aufwand zu „beseitigen". Die Folge ist häufig eine rasch eintretende Unzufriedenheit, wenn die Verbesserung nicht wie erwartet eintritt. Daher ist es zu Beginn der Therapie besonders wichtig, die Behandlungserwartungen des Patienten zu explorieren und ihm das Vorgehen und den zeitlichen Rahmen ausführlich zu erklären.

4.1.4 Vorbereitung der Behandlungssitzungen

Die hier vorgestellte Therapie beruht auf der Berücksichtigung ideosynkratischer Kognitionen, Sicherheitsverhaltensweisen und Vorstellungen. Es ist wichtig, dass der Therapeut die Sitzungen *vorher* inhaltlich und technisch vorbereitet. So sollte sich der Therapeut vor der ersten Sitzung die Fragebögen des Patienten genau ansehen, um einen ersten Eindruck von relevanten Kognitionen und Sicherheitsverhalten zu bekommen. Bei der Vorbereitung der Sitzungen mit Verhaltensexperimenten sollte der Therapeut im Vorhinein überlegen,

- welche sozialphobischen Überzeugungen auf der Grundlage des bisher erarbeiteten individuellen Erklärungsmodells in der aktuellen Therapiephase überprüft werden sollten;
- wie ein Verhaltensexperiment unter den gegebenen praktischen Bedingungen gestaltet werden könnte (z. B. Aufsuchen eines Cafés oder eines Supermarktes);
- welche technischen Voraussetzungen (z. B. Video, Mitspieler) erfüllt werden müssen.

Rückmeldung durch neutrale Personen einbeziehen

Ein besonders wichtiger Bestandteil in der Planung von Verhaltensexperimenten ist die Einbeziehung möglichst objektiver und differenzierter Rückmeldung durch andere, neutrale Personen wie Mitarbeiter oder Kollegen. Dies erhöht vor allem im ambulanten Setting den Planungsaufwand, da die Personen vorinstruiert und zu einem festen Zeitpunkt in die Therapie eingeplant werden müssen. Nach unseren Erfahrungen sind jedoch Verhaltensexperimente mit vorinstruierten Hilfspersonen gut geeignet, dem Patienten korrigierende Erfahrungen mit hoher subjektiver Evidenz zu vermitteln. Sie stellen deshalb einen wichtigen Zwischenschritt zu In-vivo-Verhaltensexperimenten dar.

4.1.5 Ablauf der Behandlungssitzungen

Kurz vor jeder Sitzung schätzt der Patient ein, wie ausgeprägt Angst, Vermeidung, Selbstaufmerksamkeit und Sicherheitsverhalten in der vergangenen Woche waren (Sozialphobie-Wochenprotokoll, SWP; vgl. Anhang, S. 102). Die Fragen zu antizipatorischer und nachträglicher Verarbeitung und Selbstexposition werden erst dann mitberücksichtigt, wenn diese in der Therapie behandelt worden sind.

Der Ablauf der Therapiesitzungen hat folgendes Muster:

1. *Auswertung von Fragebögen/Tagebüchern und Hausaufgaben.*
   Zu Beginn werten Therapeut und Patient das Sozialphobie-Wochenprotokoll (SWP; vgl. Anhang, S. 102) und den Fragebogen zu Sozialphobischen Kognitionen (SPK, vgl. Anhang, S. 103) aus. Anschließend sollte Bilanz zu den Hausaufgaben der letzten Sitzung gezogen werden. In der Regel handelt es sich um Vereinbarungen zu Verhaltensexperimenten, die in einem standardisierten Tagebuch (vgl. Anhang, S. 104) festgehalten werden. Die Besprechung sollte jedoch nicht zu viel Zeit in Anspruch nehmen; ggf. sollte der Therapeut im weiteren Verlauf der Sitzung hierauf ausführlicher zurückkommen.

   Besprechung der Hausaufgaben

2. *Tagesordnung.*
   Es schließt sich eine kurze Planungs- und Entscheidungsphase an, welche Ziele in der aktuellen Sitzung verfolgt werden sollen.

   Tagesordnung

3. *Durchführung von Interventionen.*
   Die Interventionen umfassen vor allem Verhaltensexperimente im therapeutischen Setting oder in vivo sowie kognitive Methoden (Sokratischer Dialog, Imaginationsübungen). Der Therapeut sollte darauf achten, die Ergebnisse der Interventionen für den Patienten verständlich und nachvollziehbar zu machen durch:
   - regelmäßige, einfache Zusammenfassungen,
   - Benutzen einer Wandtafel,
   - schriftliche Aufzeichnungen für den Patienten,
   - Audioaufnahmen der Sitzung (sollten dem Patienten ebenfalls mitgegeben werden).

   Basisverhalten bei Interventionen

4. *Hausaufgaben.*
   Die Hausaufgaben knüpfen unmittelbar an die Ergebnisse der Interventionen in der Sitzung an. Diese bestehen in der Regel in Verhaltensexperimenten, die in dem hierfür vorgesehenen Protokoll schriftlich festgehalten werden.

   Hausaufgaben geben

5. *Zusammenfassung der Ergebnisse durch den Patienten und Feedback.*
   Der Patient formuliert mit Unterstützung des Therapeuten eine Zusammenfassung der Ergebnisse der Sitzung aus eigener Sicht. Zum Schluss fragt der Therapeut (ggf. durch einen Fragebogen) nach hilfreichen und weniger hilfreichen Aspekten der Therapiesitzung.

   Zusammenfassung durch Patienten

4.1.6 Technische Hilfsmittel

Der Einsatz von Videoaufnahmen ist für die Therapie von zentraler Bedeutung, da die verzerrten Überzeugungen bezüglich der Angemessenheit des eigenen Verhaltens und zur Sichtbarkeit der Angstsymptome hierdurch wirkungsvoll korrigiert werden können. Der Patient sollte deshalb schon in der Diagnostikphase auf die Notwendigkeit des Einsatzes von Videoaufnahmen hingewiesen werden. Für das Videofeedback ist ein Camcorder sowie die

Camcorder für Videofeedback

Möglichkeit zur Wiedergabe über einen Computerbildschirm oder Monitor notwendig.

Die in der Sitzung erarbeiteten Schlussfolgerungen aus Verhaltensexperimenten und kognitiver Umstrukturierung sollten schriftlich festgehalten und dem Patienten überlassen werden, um nachträglichen negativen Umbewertungen entgegenzuwirken. Für den Patienten ist es auch hilfreich, wenn die Sitzungen auf Audiokassetten aufgenommen und die Aufnahmen mit nach Hause genommen werden können. Patienten sollten sich die gesamte Sitzung noch einmal zu Hause anhören und sich Notizen machen.

Schließlich sollte auch ein Flipchart oder eine Wandtafel bereitgestellt werden, um sich in den Sitzungen immer auf das individuelle Störungsmodell beziehen zu können und um die kognitive Umstrukturierung mit externem Aufmerksamkeitsfokus zu erleichtern.

4.2 Die erste Behandlungssitzung

Ziel der ersten Behandlungssitzung ist es, die für die Therapie relevanten diagnostischen Informationen genauer zu explorieren und ein individuelles Erklärungsmodell zur Aufrechterhaltung der Sozialen Phobie auszuarbeiten.

4.2.1 Allgemeine Exploration

Analyse von Kognitionen und Verhalten in Angst auslösender Situation

Die erste Therapiesitzung (nach der allgemeinen Diagnostik, siehe Kapitel 3) beginnt mit einer allgemeinen Exploration der Probleme und der Ziele des Patienten für die Behandlung. Welche Situationen lösen Angst aus, welche vermeidet der Patient, was sind die wesentlichen Befürchtungen des Patienten, was in diesen Situationen passieren könnte, und was tut der Patient, um dies zu verhindern? Der Therapeut sollte sich vor dieser Sitzung die relevanten Fragebögen ansehen, da es dem Patienten schwer fallen kann, diese Informationen im persönlichen Gespräch vollständig preiszugeben. Zusätzlich ist relevant zu erfragen, ob der Patient Freunde oder Vertrauenspersonen hat, ob er Alkohol, Medikamente oder Drogen verwendet, um sich auf soziale Situationen vorzubereiten, und was seine Erklärung für die Probleme ist. Falls der Patient denkt, die soziale Angst sei ein nicht veränderbarer Teil seiner Persönlichkeit, so muss diese Überzeugung verändert werden, bevor die Therapie beginnen kann.

Frühere auslösende Ereignisse

Es ist auch sinnvoll, den Beginn der Störung *kurz* zu besprechen. Gab es besondere Ereignisse, die die sozialen Ängste ausgelöst haben, z. B. Wechsel in eine neue Schule nach einem Umzug und Hänseln durch die Mitschüler? Wenn dies der Fall ist, sollte der Therapeut erklären, dass das Auftreten von sozialen Ängsten in einer solchen Situation sehr verständlich ist. Durch die Frage, ob der Patient immer noch gehänselt wird (normalerweise nicht), wird der Patient dazu angeregt, darüber nachzudenken, was das Problem *heute* aufrechterhält, und diese aufrechterhaltenden Faktoren zu verändern.

4.2.2 Ableitung eines kognitiven Erklärungsmodells

Das Modell bildet die Grundlage für die nachfolgenden Therapiesitzungen, in denen es weiter ausdifferenziert oder korrigiert werden soll. Deshalb sollte es auf einem Flipchart festgehalten werden. Am Ende der Sitzung wird eine Kopie des Modells angefertigt, die der Patient als Erinnerungsstütze und zur weiteren Überprüfung mitnehmen kann.

Das Erklärungsmodell wird anhand einer konkreten, möglichst kurz zurückliegenden sozialen Situation, in der der Patient Angst hatte, herausgearbeitet. Dabei sollte der Therapeut nicht den Patienten belehren, sondern ihn durch systematische Fragen zu den einzelnen Modellkomponenten im Sinne des *Geleiteten Entdeckens* hinführen. Hierbei sollte die im Folgenden skizzierte Reihenfolge beibehalten werden. Das Ergebnis des *Geleiteten Entdeckens* ist eine vereinfachte Form des theoretischen Modells von Clark und Wells (1995) (s. Abb. 2 als Beispiel).

Anhand der individuell erlebten Symptome und Reaktionen in einer problematischen Situation werden dem Patienten erstmals wichtige Modellelemente (Sicherheitsverhalten, Selbstwahrnehmung) erklärt und Zusammenhänge zwischen Gedanken und Reaktionen aufgezeigt. Im Kasten auf S. 38 sind Beispiele für hilfreiche Fragen für die Exploration der Modellelemente aufgeführt. Im weiteren Verlauf der Behandlung kann das indivi-

Übersicht über die erste Behandlungssitzung

1. Ableitung eines individuellen Erklärungsmodells
   Exploration einer kurz zurückliegenden Episode sozialer Angst
   Entwicklung eines individuellen Modells nach Clark und Wells (1995)
   - Negative Gedanken
   - Angstsymptome
   - Sicherheitsverhaltensweisen
   - Nach innen gerichtete Aufmerksamkeit und Eindruck des „sichtbaren Selbst“
2. Zusammenfassung
   Zusammenfassung des individuellen kognitiven Modells
   Hausaufgabe, Modell auf neu auftretende soziale Situation anzuwenden

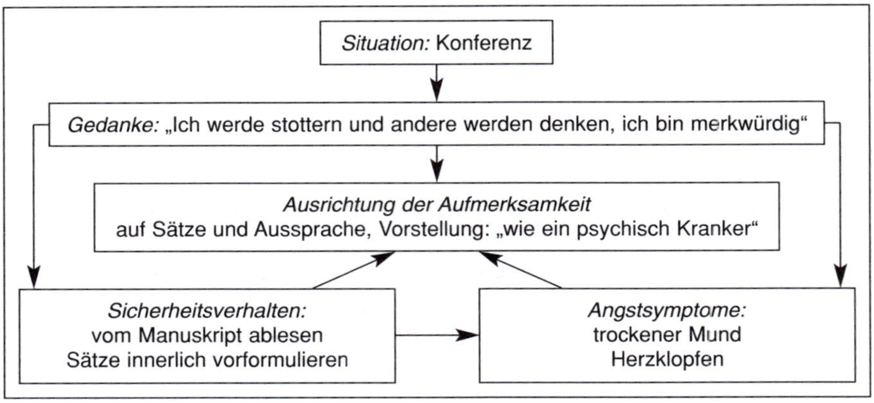

Abbildung 2:
Beispiel für ein individuelles Erklärungsmodell

Fragen zur Ableitung eines kognitiven Erklärungsmodells der Sozialen Phobie
Situation: Bitte schildern Sie eine typische Angst auslösende Situation der vergangenen Tage.
Negative Gedanken

– Welche Befürchtungen hatten Sie?
– Was wäre das Schlimmste gewesen, das hätte passieren können?
– Was, meinten Sie, konnten andere Leute sehen/Ihnen anmerken?
– Was ging Ihnen durch den Kopf
  – vor der Situation?
  – in der Situation selbst?
  – als Sie … (Körpersymptome) wahrnahmen?
– Was vermuten Sie, haben andere über Ihr Verhalten/Ihre Körpersymptome gedacht?

Angstsymptome
– Als Sie befürchteten, … (negativer Gedanke) könnte passieren, was haben Sie empfunden? Hatten Sie bestimmte Körperempfindungen? – Wie war Ihr Denken und Ihre Konzentration? Waren Sie unkonzentriert … hatten Sie eine Denkblockade … wurden Sie leer im Kopf?
Sicherheitsverhalten
– Als Sie befürchteten, dass … (befürchtetes Verhalten/Symptom) auftreten würde, haben Sie etwas getan, um dies zu verhindern?

- Was haben Sie getan,
  … um sicherzustellen, dass Sie einen guten Eindruck machen?
  … um Ihre Symptome unter Kontrolle zu halten?
  … um zu verhindern, dass die Aufmerksamkeit auf Sie gelenkt wird?
- Haben Sie beobachtet, wie Sie auf andere wirken? Haben Sie sich vorher auf die Situation vorbereitet? Versuchten Sie, vorher einzuüben, wie Sie auf andere am besten wirken?

Selbstwahrnehmung

Selbstaufmerksamkeit:
- Als Sie befürchteten, dass … (Inhalt der negativen Gedanken) passieren würde,
  … worauf haben Sie Ihre Aufmerksamkeit gerichtet?
  … haben Sie sich auf sich selbst konzentriert und darauf, wie Sie auf andere wirken?
  … haben Sie mehr oder weniger davon mitbekommen, was andere Personen in diesem Moment gesagt/getan haben?

Inhalt der Gedanken/Gefühle/Bilder über sich selbst:
- Als Sie Ihre Aufmerksamkeit nach innen richteten,
  … was haben Sie bemerkt?
  … hatten Sie ein Bild von sich vor Augen, wie andere Sie sehen könnten?
  … was glaubten Sie, konnte man Ihnen ansehen?
  … was für ein Gefühl hatten Sie, wie Sie auf andere wirkten?
- Wenn Sie nicht … (Sicherheitsverhalten durchführen), wie würden Sie auf andere wirken?

Zusatzfragen zu
Wechselwirkungen im kognitiven Erklärungsmodell

Zusammenhang Sicherheitsverhalten – Selbstaufmerksamkeit:
- „Wenn Sie … (bestimmtes Sicherheitsverhalten durchführen), erhöht oder verringert dies Ihre Selbstaufmerksamkeit?“
- „Versuchen Sie, sich selbst zu beobachten, wie Sie wirken (aussehen, klingen, …)? Wenn Sie dies tun, wie verändert sich Ihre Selbstaufmerksamkeit? Verstärkt sich die Konzentration auf Ihr Selbst noch mehr?“

Zusammenhang Selbstwahrnehmung – negative Gedanken:
- Wenn Sie sich auf sich selbst (auf die Vorstellung von …) konzentrieren, welche Auswirkung hat dies auf Ihre Überzeugung, dass Ihr Verhalten peinlich ist?

Zusammenhang Angstsymptome – Selbstwahrnehmung:
- Wenn Sie … (Körpersymptom) spüren, wie verändert sich dann Ihre Aufmerksamkeit? Verstärkt sich hierdurch Ihre Vorstellung, … (Inhalt des Eindrucks des „sichtbaren Selbst“)?

duelle Modell dann weiter vervollständigt und durch zusätzliche Beispiele ergänzt werden. Die Identifikation von Grundannahmen kann ggf. im weiteren Verlauf der Therapie hinzugenommen werden.

Modellkomponenten in einer aktuellen Situation konkret erfassen

Situation. Zunächst bittet der Therapeut den Patienten, eine aktuelle, typische Angst auslösende soziale Situation möglichst detailliert zu schildern. Hiermit ist *nicht* eine biografisch relevante, zentrale Situation der Vergangenheit gemeint, die zur Entwicklung der Sozialen Phobie beigetragen haben könnte, sondern eine aktuelle Beispielsituation aus den vorangegangenen Tagen oder Wochen.

Kognitionen genau erfassen

Negative Gedanken. Im nächsten Schritt werden die negativen Gedanken in der sozialen Situation identifiziert und im individuellen Modell unter der Überschrift „Gedanken" eingetragen. Die Kognitionen sollten lediglich erfasst und schriftlich festgehalten, jedoch noch nicht hinterfragt werden. Welche Befürchtungen hatte der Patient in der Situation und welche Bedeutung hat das befürchtete Verhalten oder Symptom für ihn? Was erwartet er, wie andere auf sein Verhalten/seine Körpersymptome reagieren und was sie darüber denken? Bei Körpersymptomen sollte auch danach gefragt werden, wie deutlich diese nach Meinung des Patienten für andere wahrnehmbar sind.

Es kann dem Patienten schwer fallen, seine spezifischen Gedanken in der Situation zu verbalisieren. Hier ist es sinnvoll, auf Informationen aus entsprechenden Fragebögen zurückzugreifen. Der Fragebogen zu Sozialphobischen Kognitionen (SPK; vgl. Anhang, S. 103) erfasst z. B. negative Kognitionen bezüglich des Selbst (wie z. B. „Ich bin unzulänglich"), die Erwartung von Leistungsversagen (z. B. „Ich werde Dinge fallen lassen oder verschütten") und die Angst vor dem Auftreten sichtbarer Körpersymptome (z. B. „Ich werde schwitzen").

Körperliche und kognitive Angstsymptome. Als nächstes werden Angstsymptome unter einer neuen Überschrift „Angstsymptome" zusammengefasst. Der Therapeut fragt danach, wie sich der Patient fühlt, wenn er diese Gedanken hat und welche Veränderungen in seinem Körper und seinen Wahrnehmungen auftreten. Die Richtung des Zusammenhanges wird durch einen Pfeil von den negativen Gedanken zu den Angstsymptomen symbolisiert.

Körpersymptome hängen mit Befürchtungen zusammen

Vor allem von Patienten mit spezifischer Sozialer Phobie werden sichtbare Symptome genannt, die auch einen Bezug zu den jeweiligen Befürchtungen haben, wie Hitzewallungen (Errötungsangst), feuchte Hände oder Gesichtshaut (Befürchtung, zu schwitzen), Muskelspannung und -zucken (Furcht zu zittern) oder Mundtrockenheit (Furcht vor einer Blockade beim Sprechen). Oft werden auch Symptome einer unspezifischen Anspannung berichtet, wie z. B. Muskelspannung, Herzklopfen oder Schwindel.

Neben körperlichen Empfindungen treten häufig auch kognitive Symptome wie Unkonzentriertheit, Denkblockaden, Blackout und Gedankenleere auf. Ursache ist eine Blockade der Aufmerksamkeit und des Gedächtnisses, die für die Anforderungen der speziellen Situation bzw. Aufgabe eigentlich benötigt werden, durch die extreme Selbstaufmerksamkeit.

Sicherheitsverhaltensweisen. Anschließend werden Sicherheitsverhaltensweisen erfasst und unter einer neuen Überschrift „Sicherheitsverhalten" eingetragen. Der Therapeut erfragt diese z. B. folgendermaßen:

> „Als Sie befürchteten, … (spezifischen negativen Gedanken nennen), was haben Sie dann gemacht? Haben Sie etwas getan, um zu verhindern, dass dies eintritt? Haben Sie etwas getan, um zu verhindern, dass andere dies merken? Haben Sie etwas getan, um sicherzustellen, dass Sie einen guten Eindruck machen?"

Sicherheitsverhalten soll Blamage verhindern/entgegenwirken

Es wird ein Pfeil von den Gedanken zum Sicherheitsverhalten eingetragen. Es wird außerdem erfragt, ob der Patient in ähnlichen Situationen weitere Strategien verwendet hat. Zur Unterstützung dieser Exploration kann die im Anhang (vgl. S. 108) enthaltene Liste mit typischen Sichterheitsverhaltensweisen verwendet werden.

Selbstwahrnehmung: Nach innen gerichtete Aufmerksamkeit und Eindruck des „sichtbaren Selbst". Als eine zentrale Modellkomponente wird nun die „Selbstwahrnehmung" eingeführt. Diese umfasst zwei Komponenten: erstens die Ausrichtung der Aufmerksamkeit nach innen und zweitens den spezifischen Inhalt der Vorstellungen und des Eindrucks auf andere, den der Patient in der sozialen Situation auf Basis seiner Selbstbeobachtung zu machen glaubt („Eindruck des sichtbaren Selbst").

Der Therapeut sollte bei der Exploration dieser Modellkomponente auf die negativen Gedanken zurückkommen (sie also nicht von Sicherheitsverhalten oder Angstsymptomen ableiten). Zunächst wird der Aufmerksamkeitsfokus erfragt, z. B. „Wenn Sie befürchten, dass … passieren wird, worauf richten Sie dann Ihre Aufmerksamkeit?" (weitere Beispiele im Kasten auf S. 39). Die Aufmerksamkeitszuwendung nach innen wird im individuellen Modell auf das Flipchart unter der Überschrift „Selbstwahrnehmung" eingetragen, mit einem Pfeil von den negativen Gedanken. Anschließend wird der Inhalt der Selbstwahrnehmung erfragt. Hier geht es um den Eindruck, den der Patient auf Grund seiner Selbstbeobachtung auf andere zu machen glaubt („Eindruck des sichtbaren Selbst"). Viele Patienten mit Sozialer Phobie haben lebhafte Vorstellungsbilder, in denen sie sich aus der Beobachterperspektive stark verzerrt wahrnehmen, d. h. so, als ob sie eine Videoaufnahme von sich selbst sehen würden. Die Inhalte der Vorstellungen basieren meist auf internalen Informationen, d. h. auf ihren körperlichen Empfindungen und Gefühlen in der Situation. Sie stehen oftmals in enger Verbindung zu frühen Erfahrungen der Patienten, in denen sie z. B. von anderen gehänselt oder kritisiert wurden (s. Kapitel 4.5). Der Therapeut sollte direkt nach solchen Bildern fragen. Fällt es dem Patienten schwer, ein Vorstellungsbild anzugeben, so sollte sein Eindruck/Gefühl davon exploriert werden, was andere sehen, wenn sie ihn anschauen (weitere Fragen im Kasten auf S. 39).

Verzerrte Bilder des sichtbaren Selbst erfragen

Wechselwirkungen zwischen Modellelementen. In einem weiteren Schritt werden nun noch Pfeile eingezeichnet, die wichtige Zusammenhänge zwischen den Modellelementen symbolisieren (Explorationsfragen vgl. Kasten auf S. 39):

1. Sicherheitsverhalten → Selbstwahrnehmung symbolisiert die Verstärkung von Selbstaufmerksamkeit durch bestimmte Strategien. Intensive Überprüfung des eigenen Verhaltens ist ein häufiges Sicherheitsverhalten und sollte auch erfragt werden.
2. Selbstwahrnehmung → Negative Gedanken: Selbstaufmerksamkeit und Vorstellungen zum „sichtbaren Selbst“ können die negativen Gedanken verstärken.
3. Angstsymptome → Selbstwahrnehmung: Somatische Empfindungen erhöhen die Selbstaufmerksamkeit und beeinflussen den Inhalt der Vorstellungen.

Im folgenden Kasten wird ein Fallbeispiel vorgestellt, zu dem in Abbildung 3 das individuelle Erklärungsmodell der Sozialen Phobie wiedergegeben ist.

Fallbeispiel

Eine 35 Jahre alte Büroangestellte, ledig, hatte soziale Ängste in verschiedenen Situationen. Besonders ausgeprägt war jedoch ihre Befürchtung, im Beisein anderer Personen Grimassen zu ziehen oder ruckartige Bewegungen mit dem Kopf zu machen. Sowohl bei privaten Kontakten, als auch in ihrer Arbeit löste die Anwesenheit anderer die Erwartung aus: „Ich werde mit dem Kopf ruckartige Bewegungen machen. Dies ist so auffällig, dass jeder im Raum mein Kopfrucken bemerken wird. Alle werden denken, dass ich eine neurologische Krankheit habe, wie z. B. Epilepsie oder dass ich psychisch krank bin, und alle werden mich ablehnen.“ Soweit sie konnte, vermied sie Kontaktsituationen und lebte sozial isoliert; lediglich zu einem Bruder hatte sie regelmäßig Kontakt.

Die Ängste waren erstmals aufgetreten, nachdem sie als Jugendliche in einer Disco Drogen zu sich genommen hatte und dann, als sie jemand plötzlich von der Seite ansprach, den Kopf „ruckartig“ gedreht hatte. Sie schämte sich und verließ fluchtartig die Disco. Auf späteres Nachfragen erklärte sie, dass es ihr wegen der Drogen nicht gut gegangen sei. Seit dieser Zeit waren die Ängste stetig angewachsen und überschatteten ihr Leben. Sie hatte noch nie eine Partnerschaft und litt unter regelmäßigen depressiven Verstimmungen, ohne jedoch bislang professionelle Hilfe gesucht zu haben.

Die Patientin nahm häufig schon vor Beginn der Arbeit Tabletten (Tavor) zur Entspannung, die sie sich „irgendwie“ verschaffte. Vor besonders schwierigen Situationen, wenn sie der Meinung war, dass diese nicht reichen würden (z. B. Versammlung mit Kolleginnen), trank sie zusätzlich Alkohol; hierzu hatte sie immer mindestens einen „Flachmann" bereitgehalten. In den Situationen selbst versuchte sie durch Anspannung der Muskulatur in Gesicht und Nacken und Einnehmen einer starren Körperhaltung, ruckartige Bewegungen zu verhindern. Sie sprach (auch ohne den Einfluss von Alkohol und Tabletten) sehr langsam und vermied den Blickkontakt mit anderen, um die Aufmerksamkeit nicht auf sich zu ziehen. Bereits vor und in solchen Situationen konzentrierte sie sich völlig auf lebhafte Vorstellungen, wie sie vor anderen den Kopf ruckartig, „wie eine Epileptikerin" dreht.

Diagnosen: Soziale Phobie, generalisierter Subtyp (ICD-10 F40.1); rezidivierende depressive Episoden (F33.0). Zu Therapiebeginn stellte der Therapeut die Bedingung, dass die Patientin vor den Therapiesitzungen keinen Alkohol und keine Tabletten zu sich nimmt. Die Patientin stimmte zu, obwohl es ihr Schwierigkeiten bereitete, auf die Entspannungshilfen zu verzichten. Es waren keine Hinweise auf Entzugssymptome festzustellen.

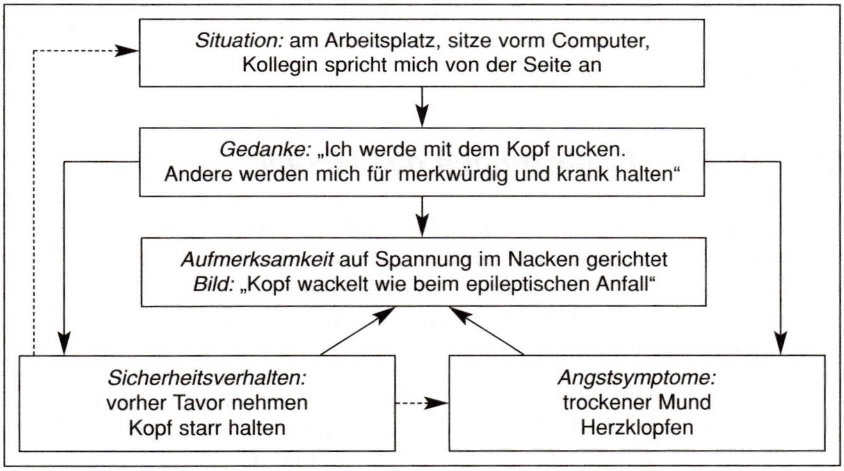

Abbildung 3:
Fallbeispiel – individuelles Erklärungsmodell

Zum Abschluss der ersten Behandlungssitzung fassen Therapeut und Patient die wichtigsten Elemente des Modells gemeinsam zusammen. Der Patient erhält eine Kopie des Modells und eine Audioaufnahme der Sitzung mit der Instruktion, sich das Band zu Hause anzuhören und sich dazu Notizen zu machen. Er wird aufgefordert, weitere Beispiele für negative Gedanken und Sicherheitsverhalten zu sammeln und in das Modell einzutragen. Er er-

Zusammenfassung des Modells am Ende der ersten Behandlungssitzung
„Typische Situationen, die Ihre Ängste auslösen, sind ... In diesen Situationen befürchten Sie, dass ... (negative Gedanken nennen: a) welches peinliche Verhalten/Körpersymptom, b) welche Bewertung anderer). Diese Erwartungen lösen ... (Angstsymptome) aus. Mit Hilfe von ... (Sicherheitsverhalten) versuchen Sie, das Auftreten des Verhaltens, die Angstsymptome oder die negative Bewertung zu verhindern. Gleichzeitig konzentrieren Sie die Aufmerksamkeit ganz auf sich selbst und auf Ihren Eindruck, wie Sie auf andere zu wirken glauben ... (spezifische Gedanken, Gefühle, Vorstellungen). Ihr Sicherheitsverhalten und die Angstsymptome verstärken diesen Eindruck“.

hält außerdem ein paar leere Modell-Formulare (vgl. Arbeitsblatt „Kognitives Modell“ im Anhang, S. 106) mit der Aufforderung, in der folgenden Woche seine Reaktionen in mindestens einer weiteren aktuellen sozialen Situation in entsprechender Weise festzuhalten. Darüber hinaus ist es empfehlenswert, ein sog. Sozialphobie-Wochenprotokoll (vgl. Anhang, S. 102) zu beginnen.

4.2.3 Weitere Ergänzungen des Modells

Die in Kapitel 4.2.2 dargestellten Komponenten und deren Zusammenhänge stellen den Kern des Therapiemodells dar und sollten alle in der ersten Sitzung besprochen werden. Weitere Aspekte können, falls noch Zeit vorhanden ist, in dieser, ansonsten in späteren Sitzungen anhand neuer Beispielsituationen ergänzt werden.

Frühere Lebenserfahrungen einbeziehen

Frühe Erfahrungen. Obwohl aufrechterhaltende Faktoren im kognitiven Modell die wichtigste Rolle spielen, sind frühere Erfahrungen für die Erklärung der sozialphobischen Überzeugungen und den verzerrten Eindruck des „sichtbaren Selbst“ ebenfalls von großer Bedeutung. Deshalb sollten Informationen aus dem diagnostischen Erstgespräch zu vergangenen Lebenserfahrungen (z. B. soziale „Traumata“, negative Lebensereignisse oder Lebensbedingungen) auch in das Modell aufgenommen werden, mit einem Pfeil zum Inhalt der Vorstellungsbilder des „sichtbaren Selbst“ (s. a. Kapitel 4.5).

Weitere Aspekte des Sicherheitsverhaltens: Die Angaben des Patienten zu Sicherheitsverhalten sind in der Anfangsphase noch sehr vorläufig und sollten im weiteren Verlauf der Therapie durch zusätzliche Exploration und durch Beobachtungen des Therapeuten ergänzt werden:

- Sicherheitsverhaltensweisen sind oftmals sehr subtil und in aller Regel automatisiert, d. h. dem Patienten nicht bewusst.
- Sicherheitsverhalten basiert auf subjektiven Erwartungen, welche Strategien hilfreich sind, um einen blamablen Eindruck zu verhindern. Dementsprechend sind diese oftmals in ideosynkratischen Vorstellungen über Gesetzmäßigkeiten und Zusammenhänge sozialen Verhaltens begründet und lassen sich nur individuell erheben.
- Häufig sind Sicherheitsverhalten weniger beobachtbare Verhaltensweisen, sondern vielmehr kognitive Manipulationen (z. B. sich kontrollieren, versuchen, „möglichst normal zu erscheinen" etc.).

Zusammenhänge Sicherheitsverhalten/ Angstsymptome erfassen

Zusammenhang zwischen Sicherheitsverhalten und Angstsymptomen. Im Laufe der Therapie erfährt der Patient, dass sein Sicherheitsverhalten die Angstsymptome teilweise verstärkt. Zum Beispiel kann das ständige Überprüfen der eigenen Redebeiträge zu Pausen im Sprechen führen oder das Halten von Tassen etc. mit Kraftaufwand sein Zittern verstärken. Sobald entsprechende Zusammenhänge erkannt werden, werden sie durch einen Pfeil vom entsprechenden Sicherheitsverhalten zu dem verstärkten Angstsymptom im individuellen Modell gekennzeichnet.

4.3 Demonstration der negativen Effekte von Selbstaufmerksamkeit und Sicherheitsverhalten

Nach Ableitung eines individuellen Modells der Sozialen Phobie ist der Abbau von Selbstaufmerksamkeit und Sicherheitsverhalten in Verhaltensexperimenten ein erster Ansatzpunkt für Interventionen. Zunächst geht es darum, beim Patienten Zweifel an der Nützlichkeit des Sicherheitsverhaltens und an der Validität seines Eindrucks zu wecken, wie andere ihn in sozialen Situationen wahrnehmen.

4.3.1 Experiment zur Selbstaufmerksamkeit/Sicherheitsverhalten

Überprüfung von Selbstaufmerksamkeit/ Sicherheitsverhalten im Rollenspiel

In der zweiten Sitzung wird der Patient aufgefordert, an einer für ihn schwierigen sozialen Situation unter zwei Bedingungen teilzunehmen, (1) unter nach innen gerichteter Aufmerksamkeit und unter Einsatz des Sicherheitsverhaltens, das er normalerweise in einer solchen Situation einsetzt, (2) mit externem Aufmerksamkeitsfokus, ohne Sicherheitsverhalten. Ziel der Sitzung ist es, zwei entscheidende Punkte deutlich zu machen, auf denen die weitere Therapie aufbaut:

- Der Patient fühlt sich ängstlicher und unsicherer, wenn er das Sicherheitsverhalten ausführt, als wenn er es nicht verwendet. Dies ist für Patienten meist sehr überraschend, da sie das Verhalten durchführen, um einen besseren Eindruck zu machen. Wenn sie erkennen, dass das Sicherheitsverhalten nicht hilfreich ist, können sie dazu motiviert werden, das Sicherheitsverhalten auch im Alltag aufzugeben.

- Die Einschätzung des Patienten, welchen Eindruck er in den Situationen mit und ohne Sicherheitsverhalten gemacht hat, hängt mit der Ängstlichkeit in diesen Situationen zusammen. Wenn er weniger Angst spürt, denkt er, dass er einen besseren Eindruck macht. Hieraus wird die zentrale Idee der Therapie abgeleitet: Der Patient erschließt den Eindruck, den er auf andere macht, aus seinen Gefühlen und Körperempfindungen.

Mittleres Angstniveau

Die soziale Situation für das Experiment zur Selbstaufmerksamkeit/zum Sicherheitsverhalten muss vom Therapeuten sorgfältig vorbereitet werden. Sie sollte relativ kurz sein (5 bis 10 Minuten), muss den Befürchtungen des Patienten entsprechen und so schwierig sein, dass Angst ausgelöst wird. Sie darf aber nicht so überwältigend sein, dass die Gefahr besteht, dass der Patient die Situation vermeidet/abbricht. Ein Gespräch mit einer fremden Person ist für die überwiegende Mehrheit der Patienten gut geeignet; für andere Patienten, die dies nicht problematisch finden, eignet sich ein kurzer Vortrag über ein einfaches Thema (z. B. letzter Urlaubsort, Hobby) vor einer kleinen Gruppe. Für Patienten mit der spezifischen Befürchtung zu zittern, eignet sich Tee oder Kaffee trinken im Beisein anderer.

Organisatorische Planung von Verhaltensexperimenten

Meist müssen vor der Sitzung ein oder mehrere Interaktionspartner für das Experiment gewonnen werden und auf Abruf bereitstehen. Je nach Befürchtung des Patienten sollten auch entsprechende Utensilien (z. B. Tassen oder Gläser bei Angst vorm Zittern) nicht fehlen. Wie in jeder Therapiesitzung, sollte das Flipchart mit dem individuellen Modell der Sozialen Phobie vorhanden sein.

Schließlich ist es wichtig, eine Videokamera und einen Videorecorder bereitzustellen und das Experiment auf Video aufzunehmen, so dass es in der nachfolgenden Therapiesitzung für Videofeedback verwendet werden kann. Vor der Aufnahme sollte überlegt werden, welche Aspekte für das Videofeedback von Bedeutung sind (z. B. Nahaufnahmen, Beleuchtung etc.; s. a. Kapitel 4.4.2). Die Videoaufnahmen sollten dem Patienten zu Beginn der Therapiesitzung begründet werden:

> „Videoaufnahmen sind ein notwendiger Bestandteil der Therapie, denn sie ermöglichen einen Vergleich zwischen dem subjektiven Eindruck, wie man auf andere wirkt und dem tatsächlichen Aussehen. Deshalb ist die Videokamera eingeschaltet. In der heutigen Sitzung ist sie jedoch noch nicht so wichtig. Für die meisten Menschen ist das Aufnehmen zunächst unangenehm, erfahrungsgemäß vergisst man es aber schnell."

Nach unseren Erfahrungen haben die Patienten nach einer kurzen Gewöhnungszeit keine Probleme, sich auf die Videoaufnahmen einzulassen.

1. Vorbereitung

Zunächst wird die Hausaufgabe besprochen, in der der Patient das in der letzten Sitzung erarbeitete Modell mit weiteren Beispielen versehen und auf eine neue Situation angewendet hat. Im Anschluss leitet der Therapeut zum Experiment über:

> „Wir wollen nun genau ansehen, wie dies im Einzelnen bei Ihnen abläuft. Das ist wichtig, um Anhaltspunkte zu finden, wie wir die Teufelskreise Ihrer Angst unterbrechen können. Ich möchte deshalb in dieser Sitzung eine soziale Situation herstellen, die mittelstarke Angst bei Ihnen auslöst (also ca. 50 auf einer Skala von 0 bis 100), und die Sie bereit sind, mitzumachen. Nachdem, was Sie mir in der letzten Sitzung erzählt haben, denke ich, … (vorbereitete Situation) wäre hierfür günstig. Was meinen Sie?“

Im Folgenden wird die ausgewählte Situation (z. B. sich mit einer fremden Person unterhalten) vorbesprochen und evtl. nach Rückmeldung durch den Patienten modifiziert (z. B. muss manchmal die Zahl der Gesprächspartner erhöht oder ein Gesprächspartner des anderen Geschlechts ausgewählt werden, um genug Angst zu erzeugen). Sobald sich Patient und Therapeut auf die Situation geeinigt haben, besprechen sie, was das Schlimmste ist, das aus Sicht des Patienten in dieser Situation passieren könnte („Ich schwitze und werde rot“, „Ich wirke langweilig“, „Die Person denkt, ich bin seltsam“). Diese Erwartungen werden aufgeschrieben, möglichst mit einer genauen Festlegung, was andere bemerken werden („Sie werden mein Schwitzen und mein rotes Gesicht sehen“, „Sie werden die langen Pausen bemerken, bevor ich spreche“). Als nächstes wird besprochen und schriftlich festgehalten, welches Sicherheitsverhalten der Patient normalerweise in einer solchen Situation einsetzt (z. B. Überprüfen, ob ich rot werde; nach unten schauen, damit Schwitzen und Röte nicht gut sichtbar sind; schnell neue Themen ansprechen, wenn eine Pause entsteht). Hier kann auch auf Informationen aus der ersten Sitzung zurückgegriffen werden.

Operationalisierung der Erwartungen

2. Erstes Rollenspiel

Der Patient wird nun aufgefordert, die soziale Situation mit dem/den Interaktionspartner(n) durchzuführen. Hierbei soll er, wie üblich, seine Aufmerksamkeit nach innen richten und seine Sicherheitsverhaltensweisen ausführen. Der Therapeut erinnert ihn an die besprochenen Verhaltensweisen und bittet dann den/die Interaktionspartner herein. Während der Interaktion bleibt der Therapeut im Zimmer, beobachtet den Patienten und leistet, wenn nötig, Hilfestellungen (z. B. Vorstellen der Interaktionspartner). Im Anschluss an die Interaktion, wenn die Interaktionspartner den Raum verlassen haben, werden vom Patienten wesentliche Aspekte zum vorhergesagten Ausgang der Situation eingeschätzt (z. B. auf Skalen von 0 bis 10) und schriftlich auf einem Protokollblatt eingetragen:

1. Verstärkung von Selbstaufmerksamkeit und Sicherheitsverhalten

Einschätzungen zum Ausgang der Situation

– Wie ängstlich fühlte ich mich?
– Wie ängstlich sah ich aus?
– In welchem Ausmaß konnten andere mir die befürchteten Symptome ansehen? (für jeden Gedanken einzeln, also z. B. rot werden, schwitzen, Pausen im obigen Beispiel)
– In welchem Ausmaß trat die befürchtete negative Bewertung durch andere ein? (für jeden Gedanken einzeln, z. B. „Ich bin langweilig" „Ich bin seltsam" im obigen Beispiel)
– Wie gut war insgesamt der Eindruck, den ich gemacht habe?

3. Zweites Rollenspiel

2. Reduktion von Selbstaufmerksamkeit und Sicherheitsverhalten

Die soziale Situation wird nun wiederholt mit der Instruktion, die Aufmerksamkeit nach außen zu richten und das Sicherheitsverhalten nicht durchzuführen. Patienten benötigen hier Hilfestellung und Anregungen, wie sie das umsetzen können. Es ist sinnvoll, dem Patienten zu raten, die Aufmerksamkeit auf den Inhalt des Gesprächs zu richten, den Gesprächspartner anzuschauen und nicht zu überprüfen, welchen Eindruck er macht. Auch konkrete Alternativen zu bisherigem Sicherheitsverhalten sollten angesprochen werden. Beispiele sind: Wenn der Patient den Gesprächspartner anschaut, wie viel Augenkontakt ist angemessen? Was kann er bei Gesprächspausen machen? Falls sich der Patient unsicher ist, kann er kurze Übungen mit dem

Rollenspiel-Experiment zur Demonstration der Effekte von Selbstaufmerksamkeit und Sicherheitsverhalten: Instruktionen

1. Rollenspiel: Bitte versuchen Sie,
– Ihre Aufmerksamkeit so stark wie möglich *auf sich selbst* zu konzentrieren und auf Ihre Vorstellungen/Ihr Gefühl, wie Sie auf andere wirken.
– Ihr Sicherheitsverhalten … (die für diese Situation relevanten Verhaltensweisen nennen, insbesondere die, die Selbstaufmerksamkeit erhöhen) durchzuführen.

2. Rollenspiel: Versuchen Sie nun,
– Ihre Aufmerksamkeit so stark wie möglich *nach außen* zu richten, d. h. … (konkretisieren, z. B. sich ganz auf den Inhalt der Unterhaltung zu konzentrieren),
– nicht daran zu denken oder zu überprüfen, welchen Eindruck Sie machen; sondern sich ganz auf das zu konzentrieren, was Ihr Gesprächspartner sagt („vertiefen Sie sich ganz in das Gespräch")
– kein Sicherheitsverhalten durchzuführen, d. h. … (konkrete Verhaltensweisen vorschlagen, die *gezeigt* werden sollten, z. B. den Gesprächspartner anzuschauen)."

Therapeuten durchführen, um den neuen Aufmerksamkeitsfokus und das Alternativverhalten auszuprobieren. Der Therapeut kann hierbei auch angemessenes Verhalten (z. B. Länge des Augenkontakts) demonstrieren. Im Anschluss wird die soziale Situation mit dem Interaktionspartner durchgeführt. Falls es dem Patienten nicht gelingt, die Aufmerksamkeit nach außen zu richten und das Sicherheitsverhalten aufzugeben, wird die soziale Situation wiederholt. Anschließend nimmt der Patient wiederum die Einschätzung der obigen Aspekte vor.

Erneute Einschätzung des Ausgangs

4. Vergleich der Einschätzungen der sozialen Situationen mit und ohne Sicherheitsverhalten

Schlussfolgerung

Beim Vergleich der Ratings wird zunächst herausgearbeitet, dass entgegen der Erwartung des Patienten die Angst nicht reduziert war, wenn er das Sicherheitsverhalten durchführte und seine Aufmerksamkeit nach innen richtete. Der Therapeut motiviert den Patienten dazu, in der folgenden Woche damit zu experimentieren, seine Aufmerksamkeit in kritischen Situationen nach außen zu richten und das Sicherheitsverhalten aufzugeben. Dies sollte möglichst täglich, mindestens aber mehrmals wöchentlich geschehen. Das Tagebuch zu Verhaltensexperimenten (vgl. Anhang, S. 104) wird verwendet, um die Ergebnisse festzuhalten. Da die Lenkung der Aufmerksamkeit nach außen ungewohnt für den Patienten ist, wird er aufgefordert, dies in der nächsten Woche zunächst in nicht-sozialen Situationen zu üben. Ein zusätzliches Aufmerksamkeitstraining ist oft sinnvoll, wenn es dem Patienten schwer fällt (siehe Kasten auf S. 74–76).

Selbstgeleitete Verhaltensexperimente im Alltag

Des Weiteren wird besprochen, in welchem Maße der Eindruck, den der Patient auf die Interaktionspartner zu machen glaubt, seine Einschätzungen zu sichtbaren Körpersymptomen (z. B. „rot werden“) und die vermuteten Bewertungen durch andere (z. B. „Andere finden mich langweilig“) mit einer Reduktion oder Erhöhung seiner Angst variierten. Dies führt zur gemeinsamen Schlussfolgerung, dass der Patient seine Gefühle als Hinweis darauf verwendet, wie andere ihn einschätzen. Das ist eine neue Idee für Patienten, die deutlich herausgearbeitet werden muss. Hieran anknüpfend, wirft der Therapeut die Frage auf, ob die Gefühle eine gute Informationsquelle sind und schlägt vor, dies in der nächsten Sitzung gemeinsam zu überprüfen.

5. Einschätzungen durch die Interaktionspartner

Die Interaktionspartner werden ebenfalls gebeten, den Patienten bezüglich der relevanten Aspekte für jede der beiden Interaktionen einzuschätzen. Diese Einschätzungen werden in der nächsten Sitzung zurückgemeldet.

Fallbeispiel zum Experiment zum Sicherheitsverhalten

Eine Patientin (siehe auch Kasten auf S. 42) befürchtete, in sozialen Situationen ruckartige Bewegungen mit ihrem Kopf zu machen und deswegen „wie eine Epileptikerin" zu wirken. Ihr Sicherheitsverhalten bestand darin, ihre Nackenmuskeln fest anzuspannen, um ruckartige Bewegungen zu verhindern. Im Experiment zur Selbstaufmerksamkeit und zum Sicherheitsverhalten führte die Patientin eine Unterhaltung über ihre Arbeit. In der ersten Phase sollte sie sich dabei ganz auf die Muskelspannung im Nacken konzentrieren und die Muskeln fest anspannen. Im Anschluss daran schätzte sie ihre Angstintensität, die Intensität und Sichtbarkeit von Zuckungen, und wie „merkwürdig (wie eine Epileptikerin)" sie wirkte, ein. In der zweiten Phase des Experiments wurde sie aufgefordert, eine möglichst lockere Körperhaltung einzunehmen und sich auf den eigenen Bericht und Fragen des Gesprächspartners zu konzentrieren. Im Anschluss daran gab sie erneut die Einschätzungen ab. Die Patientin führte die Ergebnisse des zweiten Rollenspiels (weniger Angst und wahrgenommene Zuckungen) nicht auf die Veränderungen in der Selbstaufmerksamkeit und im Sicherheitsverhalten zurück, sondern wertete sie zunächst als Hinweis auf Gewöhnungseffekte. Deshalb wurde noch ein drittes Rollenspiel durchgeführt, in dem sie ihre Aufmerksamkeit wieder auf die Nackenmuskeln lenkte und die Muskeln so stark wie möglich anspannte, um den Kopf festzuhalten. Die Ergebnisse sind in dem nachfolgenden Protokoll festgehalten. Die freien Spalten werden in der darauf folgenden Sitzung ausgefüllt.

	1. Rollenspiel mit SA/SV	2. Rollenspiel ohne SA/SV	3. Rollenspiel mit SA/SV
SA	9	6	8
SV (= Kopf starr halten)	9	4	7
Anspannung	9	4	6
Symptom (= Kopfwackeln)	7	3	6
Erscheinungsbild („merkwürdig")	5	3	4

Abbildung 4:
Fallbeispiel – Rollenspiel Selbstaufmerksamkeit

Die erhöhte Selbstaufmerksamkeit und das Sicherheitsverhalten im dritten Rollenspiel führten wieder zu stärkerer Angst und wahrgenommenen/sichtbaren Zuckungen. Die Patientin zog daraus die Schlussfolgerung, dass eine Konzentration auf die Situation hilfreich sein kann und die Konzentration auf die Nackenmuskeln ihre Angst nicht reduziert. Im Gespräch mit dem Therapeuten konnte sie nachvollziehen, dass ihre Einschätzungen der Sichtbarkeit der Zuckungen mit ihrer Angst variieren.

Das Ergebnis, dass ein Festhalten des Kopfes (Sicherheitsverhalten) nicht zu einem geringeren Gefühl führt, mit dem Kopf zu rucken, leuchtete ihr jedoch nicht ein. Sie war jedoch bereit, diese Zusammenhänge im Alltag gezielt auszuprobieren und im Verhaltensexperiment-Tagebuch festzuhalten.

Schlussfolgerungen aus dem Experiment zu Selbstaufmerksamkeit und Sicherheitsverhalten

1. Selbstaufmerksamkeit und Sicherheitsverhalten helfen nicht, die Angst zu reduzieren (oder verstärken sogar die Angst).
2. Das Gefühl von Angst geht mit der Annahme einher, ängstlicher zu wirken. Offenbar wird aus dem Gefühl der Angst die Schlussfolgerung gezogen, auf andere auch tatsächlich ängstlich zu wirken.

6. Mögliche Schwierigkeiten

Es können eine Reihe von Schwierigkeiten in dieser Sitzung auftreten:
- Der Patient führt die reduzierte Angst in der zweiten sozialen Situation auf Gewöhnungseffekte zurück, statt auf die Manipulation des Sicherheitsverhaltens und der Aufmerksamkeit. In diesem Fall sollte die soziale Situation noch einmal wie beim ersten Rollenspiel durchgeführt werden, unter Richtung der Aufmerksamkeit auf die eigene Person und mit allen Sicherheitsverhaltensweisen.
- Der Patient erlebt zu geringe oder keine Angst. Eine mögliche Ursache ist, dass zentrale Überzeugungen oder Sicherheitsverhalten noch nicht erkannt wurden. Aufmerksamkeitsprozesse und Sicherheitsverhalten sind automatisiert und daher dem Bewusstsein schwer zugänglich. Die Situation kann zum Anlass genommen werden, solche Prozesse zu explorieren.
- Der Patient kann seine Selbstaufmerksamkeit nicht reduzieren. In diesen Fällen kann ein Aufmerksamkeitstraining sinnvoll sein (vgl. Kasten auf S. 74–76).
- Es fällt dem Patienten schwer, Sicherheitsverhalten in sozialen Situationen aufzugeben. In diesem Fall kann es hilfreich sein, zunächst Übungen mit dem Therapeuten durchzuführen, um eine Verringerung des Sicherheitsverhaltens zu trainieren.
- Eine Ursache für Probleme in der Veränderung von Selbstaufmerksamkeit und Sicherheitsverhalten kann auch in einer übermäßig starken Angst liegen. Eine weniger Angst auslösende Situation kann für die Rollenspiele besser geeignet sein. Gegebenenfalls kann es dem Patienten auch leichter fallen, Selbstaufmerksamkeit und Sicherheitsverhalten getrennt voneinander zu beeinflussen.

4.3.2 Erstes Videofeedback: Gefühle und Körperempfindungen als irreführende Informationsquelle für die eigene Erscheinung

Ziel der Sitzung. Nachdem der Patient verstanden hat, dass er seine Gefühle und Körperempfindungen als Hinweis darauf benutzt, welchen Eindruck er auf andere Menschen macht, geht es nun darum, festzustellen, dass diese als Informationsquelle irreführend sind. Sie verursachen eine Unterschätzung der positiven Wirkung des Patienten auf andere, sowie eine Überschätzung der Sichtbarkeit der Angstsymptome.

Vergleich von Selbst- und Fremdeinschätzungen. Zunächst werden die Ratings der Interaktionspartner aus der letzten Sitzung mit denen des Patienten verglichen. Dies zeigt üblicherweise, dass die Interaktionspartner den Patienten positiver beurteilten, als er erwartet hatte, und dass sie die besorgniserregenden Angstsymptome nicht/kaum wahrgenommen haben. Weiterhin zeigen die Einschätzungen der Interaktionspartner üblicherweise weniger Unterschiede zwischen den Bedingungen mit und ohne Sicherheitsverhalten als die des Patienten (Der Patient wird darin erinnert, dass die Interaktionspartner nicht wussten, dass er sich gezielt anders verhalten hat). Beides zeigt, dass die Gefühle und Körperempfindungen des Patienten unzuverlässige Hinweise darauf sind, was andere wahrnehmen. Da Patienten die Einschätzungen der Interaktionspartner teilweise abwerten („Sie wollten nur nett sein, … ich tat ihnen leid, … sie haben nicht ihre ehrliche Meinung gesagt"), ist es notwendig, eine objektive Rückmeldung durch Videofeedback zu geben.

Vorbereitung des Videofeedbacks. Eine Gefahr beim Videofeedback ist, dass der Patient sich schlechter als ein objektiver Beobachter beurteilt. Dies liegt daran, dass Patienten oftmals ihre Erinnerungen, wie sie sich gefühlt haben, in die Beurteilung einbeziehen. Daher ist eine Reihe von vorbereitenden Schritten nötig:

- Zunächst wird der Patient gebeten, sich vor seinem inneren Auge vorzustellen, wie er gewirkt hat.
- Er wird dann gebeten, zu zeigen, wie sichtbar die befürchteten Symptome waren (z. B. dem Therapeuten zeigen, wie stark er zitterte; auf einer Farbtafel zeigen, wie rot er war). Dies wird auf Video aufgenommen, so dass die Videoaufnahmen objektiv miteinander verglichen werden können.
- Dann wird betont, wie wichtig es ist, dass sich der Patient auf dem Video „wie eine fremde Person" betrachtet, und dass er seine Beurteilung nur danach abgibt, was auf dem Video zu sehen und zu hören ist. Außerdem wird er explizit darauf hingewiesen, seine eigenen Gefühle bei der Beurteilung außer Acht zu lassen.

Sich wie eine fremde Person betrachten

Videofeedback. Anschließend werden die Videoaufnahmen des Experiments zum Sicherheitsverhalten aus der letzten Sitzung vorgespielt. Um einen direkten Vergleich von subjektiver Einschätzung und „objektivem" Eindruck

	1. Rollenspiel mit SA/SV		2. Rollenspiel ohne SA/SV		3. Rollenspiel mit SA/SV	
	subjektiv	**Video**	subjektiv	**Video**	subjektiv	**Video**
SA	9		6		8	
SV (= Kopf starr halten)	9		4		7	
Anspannung	9	**6**	4	**3**	7	**4**
Symptom (= Kopfwackeln)	7	**1**	3	**0**	6	**0**
Erscheinungsbild („merkwürdig")	5	**3**	3	**2**	4	**2**

Abbildung 5:
Fallbeispiel Videofeedback

zu ermöglichen, beurteilt sich der Patient aus der Sicht eines objektiven Beurteilers auf den gleichen Skalen, die in der letzten Sitzung für die Selbsteinschätzung verwendet worden sind. Alle Einschätzungen werden in eine gemeinsame Tabelle eingetragen (vgl. Abbildung 4 und 5).

Eindruck auf Video positiver als erwartet

Schlussfolgerungen. Anschließend besprechen Therapeut und Patient die Schlussfolgerungen aus dem Experiment. Dies zeigt, dass die Einschätzungen auf Grundlage der „objektiveren" Videoanalysen günstiger sind, als die Selbsteinschätzung unmittelbar nach den Rollenspielen. In dieser Phase ist es besonders wichtig, dass der Therapeut nach dem Prinzip des *Geleiteten Entdeckens* vorgeht und es dem Patienten ermöglicht, seine eigenen Schlussfolgerungen zu ziehen. Durch Sokratische Fragen führt der Therapeut zu den Schlussfolgerungen und fasst sie explizit zusammen:

Schlussfolgerung: Gefühle können trügen

1. Gefühle und Körperempfindungen als Evidenz für die Wirkung auf andere sind oft irreführend („Das Gefühl, auffällig zu zittern, ist irreführend", „Pausen in Gesprächen kommen einem viel länger und auffälliger vor, als sie in Wirklichkeit sind").
2. Die Sichtbarkeit der Angstsymptome wird überschätzt.

Teilweise wird im Video deutlich, dass das Sicherheitsverhalten wesentlich auffälliger und negativer wirkt als die Symptome, die es reduzieren soll (z. B. Bedecken des Gesichts mit den Händen, um Erröten zu verstecken; Nuscheln und schnelles Sprechen, um nicht langweilig zu wirken). Diese Erkenntnis kann genutzt werden, um die Motivation des Patienten zu erhöhen, das Sicherheitsverhalten aufzugeben.

Mögliche Probleme. Ein mögliches Problem beim Videofeedback besteht darin, dass Patienten die Gültigkeit der Aufnahme in Bezug auf die technische Exaktheit der Wiedergabe bezweifeln. Zum Beispiel könnten Sie einwenden, dass die Aufnahmen zu dunkel sind, um das Erröten zu erfassen, oder dass die Kamera nicht nahe genug herangezoomt hat, um das Zittern zu zeigen. Falls diese Einwände nicht schon bei den Aufnahmen vorweggenommen wurden, sind weitere Verhaltensexperimente sinnvoll, in denen diese Aspekte berücksichtigt werden.

4.4 Überprüfen der negativen Gedanken und Entwicklung eines realistischeren Eindrucks des „sichtbaren Selbst" im weiteren Verlauf der Therapie

Ziel der Sitzungen: In den ersten drei bis vier Sitzungen hat der Patient festgestellt, dass er die Sichtbarkeit seiner Angstsymptome überschätzt und er einen besseren Eindruck macht, als er bisher auf Grund seiner Gefühle und Körperempfindungen in sozialen Situationen angenommen hat. Auch hat er gelernt, dass sein Sicherheitsverhalten und die nach innen gerichtete Aufmerksamkeit nicht hilfreich sind und ggf. seine Wirkung in sozialen Situationen sogar verschlechtert.

Im weiteren Verlauf der Therapie wird der Patient nun aufgefordert, verschiedene soziale Situationen aufzusuchen, ohne sein Sicherheitsverhalten durchzuführen. Er soll dabei seine Aufmerksamkeit auf die Interaktion richten. Auch soll er gezielt prüfen, wie andere auf bestimmtes Verhalten und Körpersymptome reagieren. Auf diese Weise kann er einen realistischeren Eindruck, wie andere ihn wahrnehmen, entwickeln und seine negativen Gedanken und Überzeugungen über seine Wirkung in sozialen Situationen systematisch überprüfen. Hierzu werden Verhaltensexperimente in der Therapiesitzung mit Videofeedback, In-vivo-Verhaltensexperimente, Aufmerksamkeitstrainings, Methoden der kognitiven Umstrukturierung und Imaginationstechniken eingesetzt.

Diese Techniken werden im Folgenden beschrieben. Die Therapie sollte sich jedoch nicht darauf beschränken, bestimmte Techniken anzuwenden. Vielmehr sollten sie in der Therapie in flexibler Weise miteinander kombiniert werden, um die negativen Überzeugungen zu hinterfragen und ihre Übereinstimmung mit der Realität zu überprüfen.

In den ersten Verhaltensexperimenten geht es zunächst darum, aufbauend auf den Erfahrungen im Experiment zum Sicherheitsverhalten und dem ersten Videofeedback, soziale Situationen aufzusuchen, ohne Sicherheitsverhalten durchzuführen und dabei die Aufmerksamkeit auf die Interaktionspartner zu lenken. Hierdurch erfahren Patienten, dass sie einen besseren Eindruck machen, als sie es bisher erwartet haben.

Dies ist im Allgemeinen jedoch nicht ausreichend, um die negativen Überzeugungen völlig zu widerlegen, und die Patienten bleiben in ihrem Verhaltensrepertoire meist noch eingeschränkt. Im weiteren Verlauf der Therapie werden deswegen Verhaltenexperimente durchgeführt, bei denen der Patient gezielt sichtbare Körpersymptome oder Verhaltensweisen zeigt oder simuliert (z. B. absichtlich so stark zittern, dass das Getränk verschüttet wird; die Achselhöhlen und das Gesicht mit Wasser befeuchten, um Schwitzen zu simulieren; beim Sprechen absichtlich stottern oder Pausen machen), um seine Überzeugung darüber zu prüfen, wie andere reagieren werden. Hier kann es sehr hilfreich sein, wenn zunächst nur der Therapeut die Verhaltensexperimente durchführt, während der Patient die Reaktionen der anderen beobachtet.

Kritisches Verhalten oder Körpersymptome gezielt zeigen

Der Fortschritt sollte durch geeignete Ratingskalen und Fragebögen überprüft werden. So sollte der Patient regelmäßig den Fragebogen zu Sozialphobischen Kognitionen (SPK, vgl. Anhang, S. 103) ausfüllen, um dem Therapeuten Rückmeldung über Veränderungen und bestehende Überzeugungen zu geben. Überzeugungen, die nach wie vor als zutreffend eingeschätzt werden, sollten in nachfolgenden Verhaltensexperimenten gezielt bearbeitet werden. Auch sollte in der Mitte der Therapie erneut ein Fragebogen zur Vermeidung sozialer Situationen wie die Liebowitz-Soziale-Angst-Skala ausgefüllt werden, um festzustellen, in welchen Bereichen weiter Schwierigkeiten bestehen, und um zu explorieren, welche Befürchtungen den Patienten weiter davon abhalten, diese Situationen aufzusuchen. Eine Zwischenbilanz bezüglich der noch vermiedenen Situationen hilft, nicht nur Vermeidungstendenzen, sondern auch verbleibende Muster sozialphobischer Überzeugungen zu erkennen. Ein guter Zeitpunkt für die Zwischenbilanz ist die Mitte der Therapie, da der Patient bereits erste Verhaltensexperimente erfolgreich bewältigt hat und eine gute Motivation besteht, weitere Verhaltenexperimente mit erhöhter Schwierigkeit durchzuführen. Eine zusätzliche Orientierungshilfe für die fortlaufende Bilanzierung der Therapiefortschritte bietet das Arbeitsblatt „Bearbeitung der Faktoren, die die soziale Angst aufrechterhalten“ (vgl. Anhang, S. 105).

Fragebögen zur Zwischenbilanz einsetzen

4.4.1 Verhaltensexperimente

Verhaltensexperimente stellen das zentrale therapeutische Instrument zur Überprüfung der negativen Gedanken und Überzeugungen des Patienten in sozialen Situationen dar. Sie werden zusammen mit verschiedenen Methoden der kognitiven Umstrukturierung (z. B. Sokratischer Dialog, Umfragen) eingesetzt. Die Verhaltensexperimente, die auf Video aufgenommen werden sollten, um ein „objektives“ Feedback zu ermöglichen, beginnen im Allgemeinen im therapeutischen Setting unter Hinzubitten von Interaktionspartnern. Anschließend werden In-vivo-Experimente in Begleitung des Therapeuten und im zunehmenden Maße vom Patienten allein als Hausaufgabe durchgeführt. Im Verlauf der Therapie müssen alle negativen Gedanken und Überzeugungen des Patienten, die die Soziale Phobie aufrechterhalten, mit entsprechenden Experimenten überprüft werden.

Grundprinzip des Vorgehens

Verhaltensexperimente sind systematische Testungen von sozialphobischen Überzeugungen an der Realität.

1. Schritt: Vorbereitung. Bei der Vorbereitung eines Verhaltensexperimentes bespricht der Therapeut zunächst mit dem Patienten, welche problematischen Überzeugungen überprüft werden sollen.

Im Sokratischen Dialog wird zunächst herausgearbeitet, welche Hinweise der Patient bisher für die Gültigkeit seiner Überzeugung (z. B. „Andere denken, ich bin merkwürdig") hatte. Haben andere Personen ihm gegenüber geäußert, dass er ... (z. B. merkwürdig) ist? Haben sie ihn in besonderem Maße angestarrt? Was an ihrer Reaktion hat dem Patienten Anlass gegeben, zu glauben, dass sie ihn ... (z. B. merkwürdig) finden? Hat er etwas Besonderes im Vergleich der Reaktionen der anderen auf ihn bzw. auf andere bemerkt? Das Ergebnis dieser Diskussion ist in aller Regel, dass der Patient bisher keine direkten Beobachtungen gemacht hat, die seine Überzeugung bestätigen würden. Im Folgenden wird herausgearbeitet, dass der Hauptхinweis die Selbstwahrnehmung des Patienten war. Er fühlte sich in sozialen Situationen ängstlich und hatte eine Vorstellung/ein Gefühl davon, wie er auf andere wirkt (z. B. ein Vorstellungsbild, wie er schweißüberströmt und zitternd dasteht) und schloss daraus, welchen Eindruck andere von ihm haben müssen. Das erste Videofeedback zeigt dem Patienten, dass seine Vorstellungen nicht mit dem übereinstimmen, was andere sehen. Anschließend erfragt der Therapeut, ob der Patient evtl. Erfahrungen gemacht hat, die seinen Überzeugungen widersprechen. Haben andere Menschen manchmal Interesse an ihm gezeigt? Wie würde er über andere Menschen denken, wenn sie das befürchtete Symptom (z. B. schwitzen und zittern) zeigen?

1. Schritt: Operationalisierung der Erwartungen

Dies führt zu der Frage, wie der Patient die Gültigkeit seiner Überzeugungen überprüfen kann. Wie kann er zum Beispiel herausfinden, ob andere ihn tatsächlich merkwürdig finden, oder ob es nur sein Gefühl und seine Vorstellungsbilder sind, die ihm diesen Eindruck vermitteln? Zur Beantwortung dieser Fragen wird ein Verhaltensexperiment durchgeführt. Es wird eine geeignete Situation ausgewählt, in der die entsprechende Befürchtung des Patienten aktiviert wird. Der Therapeut bittet den Patienten, genau festzulegen, wonach seines Erachtens beobachtet werden kann, dass die befürchtete Reaktion der anderen Personen eintritt (z. B. sie werden lachen, abfällige Bemerkungen machen oder sich abrupt von ihm abwenden). Geht es bei der Überzeugung um die Sichtbarkeit seines Verhaltens/seiner Symptome, so bestimmt der Patient, wie er feststellen kann, dass andere dies bemerkt haben (z. B. starren auf einen Schweißfleck, grinsen). Videofeedback ist für die Überprüfung der Überzeugungen besonders wichtig.

Es wird weiterhin abgesprochen, wie sich der Patient während des Experiments verhalten soll. Er wird daran erinnert, dass er kein Sicherheitsverhalten zeigen und die Aufmerksamkeit darauf richten soll, ob die befürchtete Reaktion der Interaktionspartner eintritt.

Beispiel

Die Überzeugung „Ich werde bei einem Vortrag stocken, und alle Zuhörer werden mich lächerlich finden und denken, ich bin ein inkompetenter Anfänger“ kann überprüft werden, indem eine deutliche Pause (z. B. mind. 10 Sekunden) bewusst in einen Vortrag eingebaut wird. Ob und in welchem Ausmaß die Zuhörer dies lächerlich finden, wird z. B. durch Beobachtung der konkreten Reaktionen der Zuhörer (lachen, Gesichtsausdruck, abwenden) geprüft. Vor dem Vortrag wird schriftlich festgehalten, in welchem Ausmaß solche Reaktionen erwartet werden (z. B. auf einer Skala von 0 = keine Reaktion bis 10 = alle Zuhörer lachen).

Falls eine neutrale Person in das Verhaltensexperiment einbezogen wird, sollte vorher besprochen werden, welche Vorinformationen diese Person erhält.

2. Schritt: Reaktion anderer in kritischer Situation erfassen

2. Schritt: Aufsuchen der Angst auslösenden Situation. Der Patient sucht die abgesprochene Situation auf und zeigt das vereinbarte Verhalten (z. B. eine Pause beim Sprechen), um seine negativen Erwartungen zu überprüfen. Wichtig ist hierbei, dass die Überzeugungen des Patienten aktiviert werden und dass er genau beobachtet, ob seine Interaktionspartner die erwartete negative Reaktion zeigen.

3. Schritt: Beurteilung von Interaktionspartner einholen

3. Schritt: Erfassen des Ergebnisses. Anschließend werden die relevanten Aspekte des Modells, die für die Überprüfung der Überzeugung notwendig sind, beurteilt; in der Regel sind dies Selbsteinschätzungen, ggf. aber auch Fremdeinschätzungen (z. B. können die Zuhörer gefragt werden, ob ihnen etwas beim Vortrag aufgefallen ist und anschließend, ob sie die Pause bemerkt haben).

4. Schritt: Auswertung und Schlussfolgerung

4. Schritt: Schlussfolgerung. Zum Abschluss vergleichen Patient und Therapeut die Ergebnisse des Verhaltensexperimentes mit den ursprünglichen Erwartungen des Patienten. Für gewöhnlich wird deutlich, dass die Interaktionspartner nicht die erwartete negative Reaktion zeigten. Vielfach schenken die Interaktionspartner den vermeintlich peinlichen Symptomen (z. B. Pausen beim Sprechen, erröten, schwitzen) keine Beachtung oder nehmen sie überhaupt nicht wahr. Im Sinne des *Geleiteten Entdeckens* regt der Therapeut den Patienten nun dazu an, die Diskrepanzen zwischen Erwartungen und Ergebnissen zu erklären. Ziel ist es, dem Patienten einen Anstoß zu geben, seine Überzeugungen zu revidieren. Der Grad der Intensität der negativen Überzeugung (z. B. „Andere finden mich merkwürdig“) wird nach dem Verhaltensexperiment eingeschätzt, und es wird ggf. versucht, eine alternative Überzeugung zu formulieren (z. B. „Andere akzeptieren mich mehr, als ich bisher dachte“), die dann ebenfalls hinsichtlich des Intensitätsgrades eingeschätzt wird.

Vielfach erklärt sich der Patient die Diskrepanzen zunächst mit den besonderen Bedingungen oder als einen Zufall. Der Therapeut sollte im Sinne des *Geleiteten Entdeckens* diese Zweifel ernst nehmen und gemeinsam mit dem Patienten überlegen, wie die Überzeugung noch eindeutiger geprüft werden kann. Die Schlussfolgerungen werden bei der Planung weiterer Verhaltensexperimente (therapeuten- oder selbstangeleitet) berücksichtigt.

Im folgenden Kasten werden die Schritte anhand des Fallbeispiels aus Kapitel 4.2.1 dargestellt.

Fallbeispiel: Vorgehen bei einem Verhaltensexperiment

1. Schritt: Vorbereitung. Die Patientin befürchtete, „ruckartige Bewegungen mit dem Kopf“ zu machen, wenn sie angesprochen wird, und dass diese als „krank oder abnorm“ bewertet werden. Im Experiment zum Sicherheitsverhalten war bereits die ungünstige Wirkung von Selbstaufmerksamkeit und Sicherheitsverhalten gezeigt worden. Nun ging es darum, die Erwartung zu testen, dass die Patientin ruckartige Bewegungen macht, wenn Sie von einer unbekannten Person angesprochen wird. Als unbekannte Person wirkte eine Sekretärin mit; sie wurde gebeten, in das Therapiezimmer zu kommen und die Patientin anzusprechen. Der Therapeut instruierte die Sekretärin, nach einer Handtasche zu fragen. Die Patientin hatte keine Kenntnis, welche Frage ihr gestellt werden würde (Überraschungseffekt); umgekehrt wusste die Sekretärin nichts über das spezielle Problem der Patientin (Kopfrucken). Die ruckartigen Bewegungen wurden jeweils auf einer Skala von 0 (keine) bis 10 (extrem ruckartige Bewegungen) auf dreifache Weise eingeschätzt:
1. subjektiv nach dem Verhaltensexperiment
2. nach dem Videofeedback
3. in der Fremdeinschätzung durch die Sekretärin

Zusätzlich wurden erfasst:
4. die Anspannung (0 bis 10)
5. wie merkwürdig die Patientin wirkte (0 bis 10)

Die Sekretärin wurde, bevor sie die Aufgabe bekam, die ruckartigen Bewegungen einzuschätzen, gefragt,
- ob ihr am Verhalten/an den Körperreaktionen der Patientin etwas aufgefallen sei;
- wenn ja, welches Symptom und
- in welchem Ausmaß (0 bis 10)

2. Schritt: Aufsuchen der Angst auslösenden Situation. Für die Patientin und die Sekretärin wurden separat Fragebögen vorbereitet. Da die Patientin der Überzeugung war, dass die Symptome am stärksten sind, wenn sie „plötzlich und überraschend“ angesprochen wird, wurde die Durchführung des Verhaltensexperiments für eine der nachfolgenden Therapiesitzungen geplant. Der genaue Zeitpunkt wurde nicht abgesprochen, um eine Vorbereitung zu verhindern und so die Erwartung der Patientin im vollen Umfang zu aktivieren. Die Patientin saß mit dem Rücken zur Tür, als die Sekretärin hereinkam und sie ansprach, so dass sie sich umdrehen musste. Sie wurde vorher instruiert, Ihre Aufmerksamkeit auf die Frage der Sekretärin zu richten und keine Anstrengung zu unternehmen, ihre Halsmuskulatur zu kontrollieren.

3. Schritt: Erfassen des Ergebnisses. Die Patientin und die Sekretärin gaben unmittelbar nach dem Verhaltensexperiment ihre Einschätzungen ab; zusätzlich wurde ein Videofeedback durchgeführt.

	Selbst	**Fremd (Sekretärin)**	**Video**
Anspannung (0–10)	7	3	5
Merkwürdiges Aussehen	9	1	4
Etwas aufgefallen (nur Fremd)?		„Eigentlich nicht; Patient drehte sich etwas langsam um ..."	
Ruckartige Bewegungen (0–10)	4	0	0

4. Schritt: Schlussfolgerung. Die Patientin bestätigte zunächst in der Selbstbeurteilung, dass sie in der Situation sehr angespannt war. Sie war überzeugt, dass ihr Kopf deutlich „geruckt" und sie sehr merkwürdig ausgesehen hatte. Der Therapeut legte ihr die Einschätzung der Sekretärin vor und fragte sie nach möglichen Schlussfolgerungen aus den Unterschieden. Die Patientin konnte die Bewertung der Sekretärin zunächst nicht glauben: „Sie versucht als Mitarbeiterin, eine für die Therapie günstige Rückmeldung zu geben." Der Therapeut räumte im Sinne des Geleiteten Entdeckens ein, dass die Patientin vielleicht zu dieser Annahme kommen könnte, weil die Sekretärin für den Therapeuten arbeite, dass aber keine solchen Absprachen bestehen würden. Er fragte die Patientin, welche Form von Rückmeldung glaubwürdiger sein könnte. Die Patientin kam zu dem Schluss, dass Rückmeldungen sowohl von bekannten als auch von unbekannten Menschen verfälscht sein könnten, da sie unter Umständen motiviert sind, sie mit einem ehrlichen Feedback nicht zu verletzen. Videoaufnahmen seien deshalb die objektivste Form der Rückmeldung. Sie wurde dann instruiert, sich selbst auf dem Video so zu betrachten, als ob sie eine völlig fremde Person sei. Die Patientin beurteilte sich nun deutlich weniger merkwürdig als unmittelbar nach dem Verhaltensexperiment; sie war überrascht, dass sie kein „Rucken des Kopfes" feststellen konnte, und suchte nach Erklärungen für die offenkundige Diskrepanz. Der Therapeut ging mit ihr alle Erklärungsmöglichkeiten durch und bekräftigte, dass zwischen Gefühl und tatsächlicher Wirkung oft ein großer Unterschied besteht. Dennoch blieb die Patientin skeptisch, da die Symptome ihrer Meinung nach in der Therapie nicht so stark sein würden wie im Alltag. Der Therapeut wies darauf hin, dass gegen dieses Argument die hohe Anspannung während des Experiments spricht. Andererseits könnte die Möglichkeit bestehen, dass die Reaktionen im Alltag ungünstiger sein könnten. Für ein Weiterkommen in der Therapie wäre es deshalb wichtig, dass sie sich in eine Alltagssituation begibt, in der sie erwartet, von anderen überraschend angesprochen zu werden. Als Beispiel wurde festgehalten, sich am Kaffeeautomaten der Arbeitsstelle aufzuhalten und abzuwarten, bis sie jemand anspricht. Dabei soll sie anhand des Gesichtsausdrucks und des Blicks der Personen einschätzen, ob diese a) erstaunt, b) freundlich-zugewandt oder c) neutral-distanziert reagieren. Dieses Experiment wurde nun in das Verhaltensexperiment-Tagebuch (vgl. Abbildung 6) geschrieben und es wurde als „Hausaufgabe" vereinbart, dass die Patientin die Situation aufsucht und ihre Überzeugung testet. Im Tagebuch sollte sie die Spalten zu Ergebnis und Schlussfolgerung unmittelbar nach dem Verhaltensexperiment vervollständigen.

Zeit	Situation	Vorhersage 0–100 %	Experiment	Ergebnis	Schlussfolgerung 0–100 %
Mo., voraus. 11 Uhr	am Arbeitsplatz: Kaffeepause	Wenn mich jemand anspricht, werde ich mit dem Kopf rucken und andere werden mich ganz erstaunt ansehen 50 %	Stelle mich an den Kaffeeautomaten und warte, bis mich jemand anspricht. Beobachte genau, wie andere mich ansehen, wenn ich mich umdrehe.		

Abbildung 6:
Verhaltensexperiment vorher

Verhaltensexperimente vs. Exposition bei Sozialen Phobien

In allen verhaltenstherapeutischen Programmen werden Patienten mit Sozialen Phobien angeleitet, sich systematisch sozialen Situationen auszusetzen (Exposition). Traditionell wird dabei mit einer Angsthierarchie gearbeitet und die Patienten werden im Sinne eines Habituationsmodells aufgefordert, in der Situation zu bleiben, bis die Angst abfällt. Mit wiederholter Exposition lösen die Situationen immer weniger Angst aus, so dass im zunehmenden Maße auch schwierigere Situationen bewältigt werden können.

Der hier beschriebene kognitive Therapieansatz ist wirksamer als Expositionstherapie (Effektstärken 2.39 versus 1.25, Clark et al., eingereicht). Verhaltensexperimente unterscheiden sich in mehrfacher Hinsicht von der traditionellen Form der Exposition:

- Verhaltensexperimente werden als systematische Tests der individuell relevanten Erwartungen und Überzeugungen vorbereitet und besprochen, und nicht als Methode zur Bewältigung von Angst eingesetzt. Eine genaue Operationalisierung, welche Reaktionen vom Interaktionspartner erwartet werden und wie deren Eintreten überprüft werden kann, ist dabei entscheidend. Das Nichteintreten der befürchteten Reaktionen (und eventuelle positive Reaktionen) werden als Beleg gewertet, dass die negativen Überzeugungen nicht mit der Realität übereinstimmen. Angstreduktion ist nicht das explizite Ziel.
- Bei den Verhaltensexperimenten richtet der Patient systematisch seine Aufmerksamkeit nach außen und führt kein Sicherheitsverhalten durch.
- Insgesamt ist weniger Exposition nötig. Eine reine Wiederholung der Exposition ist nicht sinnvoll. Vielmehr werden die folgenden Verhaltensexperimente anhand der verbleibenden Überzeugungen und Zweifel des Patienten geplant.
- Verhaltensexperimente zu Reaktionen anderer Personen können auch durchgeführt werden, wenn der Patient nicht ängstlich ist (z. B. bei Befürchtung negativer Reaktionen auf Schwitzen: das Gesicht mit Wasser befeuchten und Reaktion anderer beobachten).
- Verhaltensexperimente werden in enger Verbindung mit anderen kognitiven Methoden wie dem Sokratischen Dialog zur Modifikation der negativen Überzeugungen eingesetzt.

Planung von Verhaltensexperimenten

Zur Planung von Verhaltenexperimenten ist es sinnvoll, dass der Therapeut bereits vor der Sitzung Überlegungen zur konkreten Gestaltung anstellt:

- Welche Überzeugungen sind zu überprüfen?
- Welches Setting ist hierzu geeignet? Sind Mitarbeiter oder Helfer (z. B. Praxisassistenten, Sekretärin) einzubeziehen? Wie sind diese zu instruieren, damit die Rückmeldung für den Patienten glaubwürdig erscheint?
- Wie können die Erwartungen operationalisiert werden? Wie können eindeutige Kriterien für das Zutreffen oder Nichtzutreffen der Erwartungen festgelegt werden?

Die Gestaltung des Verhaltensexperimentes und die Wahl eines geeigneten Settings hängen von den Inhalten der Überzeugungen ab, die die sozialphobischen Ängste aufrechterhalten. Diese beziehen sich auf drei Komponenten:

1. Erwartung eines bestimmten Verhaltens oder Körpersymptoms in einer Situation. Zum Beispiel kann sich die Überzeugung darauf beziehen, bei einer Rede den Faden im Gespräch zu verlieren oder zu erröten, wenn man auf persönliche Themen angesprochen wird.

2. Erwartung, dass andere Personen das Verhalten oder Symptom wahrnehmen, wenn es auftritt. Zum Beispiel könnte eine Erwartung sein, dass Zuhörer das Stocken im Redefluss bemerken oder dass Interaktionspartnern das Erröten auffällt.
3. Erwartung, dass andere Personen das Verhalten oder Symptom, wenn sie es wahrnehmen, als negativ und peinlich bewerten. Zum Beispiel könnte eine Überzeugung lauten, dass Zuhörer jedes Stocken in der Rede als Zeichen von Unfähigkeit werten oder dass Interaktionspartner das Erröten als Indikator einer abnormen neurotischen Veranlagung einschätzen.

Verhaltensexperimente auch wichtigste Intervention zur Überprüfung von Grundüberzeugungen

Verhaltensexperimente werden nicht nur eingesetzt, um situationsbezogene Erwartungen zu überprüfen, sondern auch stärker generalisierte Grundüberzeugungen. Für Soziale Phobien sind vor allem folgende Aspekte relevant:
- Grundüberzeugungen bezüglich des eigenen sozialen Erscheinungsbildes bzw. der Wirkung auf andere: hierbei handelt es sich z. B. um Annahmen, schlecht reden zu können, neurotisch zu wirken etc.
- Negatives Selbstbild: unkonditionale Grundüberzeugungen bezüglich des sozialen Selbst, wie z. B. ein „dummer, unfähiger Versager zu sein“, ein „unattraktives Mauerblümchen zu sein“.
- Überzeugung, dass andere Menschen sehr kritisch sind und Abweichungen von Normen oder Erwartungen nicht tolerieren, z. B. „im Berufsleben zählt nur Leistung“, „ein Zeichen von Schwäche und man ist weg vom Fenster“.
- Überzogene und mit polarisierenden Bewertungen verbundene Standards, z. B. Perfektionismus („Nur eine fehlerlose Leistung ist akzeptabel“) oder narzisstische Grundüberzeugungen („Entweder ich bin der Beste oder eine Lachnummer“).

Weitere Beispiele finden sich im Anhang (vgl. Liste mit typischen sozialphobischen Grundüberzeugungen, S. 109).

Grundüberzeugungen werden in Verhaltensexperimenten ebenfalls in Form von Erwartungen operationalisiert und hierdurch einer unmittelbaren Überprüfung zugänglich gemacht. Einige konkrete Beispiele für Verhaltensexperimente sind in Tabelle 2 dargestellt.

Im weiteren Sinn lassen sich auch Sicherheitsverhalten und Selbstaufmerksamkeit als Ausdruck sozialphobischer Überzeugungen auffassen, die in Verhaltensexperimenten getestet werden können. Patienten setzen diese Strategien auf Grund der Erwartung ein, dass sie das Auftreten des peinlichen Verhaltens oder Körpersymptoms verhindern oder unterdrücken können. Zum Beispiel glauben sie, dass ein peinliches Stocken im Vortrag verhindert werden kann, wenn man sich die Sätze innerlich vorsagt oder dass Erröten unterdrückt werden kann, indem man die Anspannung kontrolliert. Durch ein abwechselndes Durchführen der sozialen Situation mit und ohne Sicherheitsverhalten können solche Annahmen des Patienten überprüft werden.

Tabelle 2:
Beispiele für Verhaltensexperimente

Befürchtung	Modell	Verhaltensexperiment zu Selbstaufmerksamkeit/ Sicherheitsverhalten:	Verhaltensexperiment („in vivo“) zu sozialphobischer Befürchtung	Varianten
„Wenn ich von anderen angesprochen werde oder angespannt bin, werde ich Grimassen ziehen oder ruckartige Bewegungen mit dem Kopf machen. Andere werden denken, dass ich eine neurologische Krankheit habe.“	– *Sicherheitsverhalten:* Alkohol/Tabletten zur Entspannung nehmen; Muskeln in Gesicht und Nacken anspannen, starre Körperhaltung einnehmen; langsam sprechen; Aufmerksamkeit vermeiden (kein Blickkontakt) – *Selbstaufmerksamkeit:* auf Bewegung des Kopfes achten – *Vorstellung des sozialen Selbst:* „wie eine Epileptikerin den Kopf ruckartig drehen“	Ein Gespräch mit einer Sekretärin führen, dabei Aufgaben an eigener Arbeit beschreiben; 1. Rollenspiel: auf Muskelspannung achten, Muskeln fest anspannen 2. Rollenspiel: lockere Körperhaltung einnehmen, sich auf eigenen Bericht und Fragen des Gesprächspartners konzentrieren; Erfassen von: – Angst – Zuckungen (sichtbar?, Intensität?) – Merkwürdig wirken	Treffen mit bekannter Person; vorher kein Alkohol oder Tabletten; über eigene Arbeit berichten, sich auf eigenen Bericht und Fragen des Gesprächspartners konzentrieren; Erfassen der Konsequenzen: – Kopfrucken aufgetreten? – Reaktion des Gesprächspartners	– Absichtlich zittern oder mit dem Kopf rucken und die Reaktionen anderer beobachten – Therapeut zittert absichtlich oder ruckt mit dem Kopf, Patient beobachtet die Reaktionen anderer

„Wenn ich im Gespräch etwas Persönliches sage, werde ich erröten; Männer werden denken: Was für eine unsichere Frau, Erröten ist ein Zeichen von Schwäche und mangelndem Selbstbewusstsein, kann noch nicht einmal mit anderen reden, Mauerblümchen.“	– *Sicherheitsverhalten:* leichte Kleidung anziehen, Make-up dick auftragen; Kühlen; Blickkontakt vermeiden; durch Handlungen oder Gesprächsthemen vom Erröten ablenken; Erröten mit Hitze entschuldigen
	– *Selbstaufmerksamkeit:* Konzentration auf Wärme der Gesichtshaut
	– *Vorstellung des sozialen Selbst*: feuerrotes Mondgesicht haben, „blöd aussehen“
		Mit unbekannter Person eine Unterhaltung führen;
		1. Rollenspiel: auf Gesichtswärme achten, von unangenehmen Themen ablenken
		2. Rollenspiel: auf Thema des Gesprächspartners konzentrieren, persönliche Themen ansprechen;
		Erfassen von:
		– Anspannung
		– Erröten (sichtbar?, Intensität?)
		– Selbstbewusst wirken
			Mit unbekannter Person eine Unterhaltung führen; persönliche Themen ansprechen; Interesse auf Thema des Gesprächspartners lenken;
			Erfassen der Konsequenzen:
			– Reaktion des Gesprächspartners
			– Erröten (sichtbar?, Intensität?)
				– Erröten künstlich induzieren durch
				  – Make-up bzw. Wangen-Rouge
				  – Anstrengung (z. B. Kniebeugen machen)
				– Therapeut stellt künstlich Erröten her, Patient beobachtet andere Personen, die ihm begegnen

Tabelle 2 (Fortsetzung):
Beispiele für Verhaltensexperimente

Befürchtung	Modell	Verhaltensexperiment zu Selbstaufmerksamkeit/ Sicherheitsverhalten:	Verhaltensexperiment („in vivo") zu sozialphobischer Befürchtung	Varianten
„Wenn ich bei Arbeitsmeetings etwas vortrage, werde ich so aufgeregt werden, dass ich anfange zu schwitzen. Die Kollegen werden mich nicht ernst nehmen und denken, dass ich den Anforderungen nicht mehr gewachsen bin."	- *Sicherheitsverhalten:* Versuch, „unauffällig zu wirken", nichts zum Gespräch beitragen, um Blicke der Anwesenden nicht auf sich zu lenken; Jackett ausziehen; aus dem Raum gehen („zur Toilette"); schwitzen „unterdrücken" - *Selbstaufmerksamkeit:* genau darauf achten, „wann es gefährlich wird" - *Vorstellung des sozialen Selbst:* „Schweißtropfen rinnen wie Sturzbäche über Gesicht, tropfen auf Tisch; Haare sehen wie bei einem begossenen Pudel aus; graues, aschfahles Gesicht, mit hervortretenden Augen"	Vor Gruppe von Zuhörern (Mitarbeiter der Praxis/Ambulanz) einen Vortrag zu einem Thema aus eigener Arbeit halten; 1. Rollenspiel: sich ganz darauf konzentrieren, Schwitzen zu unterdrücken und unauffällig zu wirken 2. Rollenspiel: sich auf die zentralen Botschaften des eigenen Vortrags und die aufmerksamen Zuhörer zu konzentrieren Erfassen von: - Angst - Schwitzen (sichtbar?, Intensität?) - Kompetenz	Kleine Gruppe aus Therapeut und Mitarbeitern bilden; Patient stellt Prüfbericht vor, Aufmerksamkeit auf inhaltliche Schwerpunkte des Vortrags richten (welche Botschaften möchte ich herüberbringen?); Erfassen der Konsequenzen: - Schwitzen aufgetreten? - Wie aufmerksam hören mir Zuhörer zu?	- Schwitzen künstlich durch Wasser simulieren - Therapeut simuliert Schwitzen, Patient beobachtet die Reaktionen anderer
„Ich könnte beim Essen zittern und mir könnte ein Missgeschick passieren. Ich falle anderen unangenehm auf und werde als ungeschickt und peinlich bewertet."	- *Sicherheitsverhalten:* feste Speisen auswählen; an den Rand des Tisches setzen; abwarten, ob jemand guckt; Kopf senken und Mund zum Teller führen - *Selbstaufmerksamkeit:* auf Zittern der Hände achten - *Vorstellung des sozialen Selbst:* „Zittere wie ein Parkinsonkranker"	Gemeinsam mit Therapeut Essen zu sich nehmen; 1. Rollenspiel: Auf Arme und Hände konzentrieren; überprüfen, ob Therapeut hinsieht; Teller zurechtrücken 2. Rollenspiel: Konzentration auf das Gegenüber; Teller stehen lassen; Erfassen von: - Unbehagen - Vibrieren - Zittern wie ein Parkinsonkranker	In einem Restaurant Essen gehen. Konzentration auf die Umgebung; aufrecht sitzen und Gabel zum Mund führen. Erfassen der Konsequenzen: - Zittern aufgetreten? - Haben andere Personen hingeschaut?	- Absichtlich zittern und Essen von der Gabel fallen lassen - Therapeut zittert und lässt Essen von der Gabel fallen, Patient beobachtet Reaktionen anderer

„Wenn ich einen Vortrag halte, werde ich den roten Faden verlieren und kein Wort mehr herausbringen. Die Zuhörer werden denken, dass ich geistig beschränkt bin, und mich für einen inkompetenten Hochstapler halten.“	– *Sicherheitsverhalten:* Rede-Manuskript ausarbeiten und vom Blatt ablesen; möglichst intelligente Sätze bilden; Pausen vermeiden; Formulierung von spontanen Sätzen innerlich vorbereiten – *Selbstaufmerksamkeit:* sich auf Formulierung von Sätzen innerlich vorbereiten – *Vorstellung des sozialen Selbst:* akustische/ bildhafte Vorstellung, „vor den Zuhörern wie ein abgetakelter, armseliger Hanswurst aussehen, zusammengesunken“	Vortrag in Hörsaal (ohne Zuhörer) halten; 1. Rollenspiel: so intelligent und geistreich wie möglich klingen, vom Blatt ablesen 2. Rollenspiel: freier Vortrag nach Stichwörtern, Pausen machen, sich auf wichtige inhaltliche Schwerpunkte des Vortrags konzentrieren: Erfassen von: – Angst – Wortflüssigkeit – Qualität des Vortrags	Vortrag vor Zuhörern halten, angemessene Vorbereitung (Stichwörter, kein Manuskript), langsam sprechen, sich auf Kernbotschaften konzentrieren, Kontakt mit Zuhörern suchen; Erfassen der Konsequenzen: – Wie gut habe ich meine Kernbotschaften herübergebracht? – Wie aufmerksam haben Zuhörer reagiert?	– Längere Pausen machen und Zuhörer beobachten – In Diskussion eigene Wissenslücken offen ansprechen
„Ich werde in der Gruppe etwas Unpassendes sagen oder eine Sprechblockade bekommen. Sie werden mich auslachen und denken: ein komischer Kauz.”	– *Sicherheitsverhalten:* Sich die Sätze vorher genau zurechtlegen; kurze Sätze, schnelles, abgehacktes und leises Sprechen, Vermeiden von Blickkontakt – *Selbstaufmerksamkeit:* auf eigene Stimme achten, eigene Äußerungen fortlaufend hinsichtlich Originalität bewerten – *Vorstellung des sozialen Selbst:* akustische/bildhafte Vorstellung, „wie ein verschrobener Sonderling aussehen, ungelenke Haltung, mit zittriger, absterbender Stimme, wie ein Komiker wider Willen klingen“	Unterhaltung zu Dritt (z. B. mit Mitarbeiter aus Praxis/ Ambulanz); 1. Rollenspiel: schnell sprechen, sich Worte zurechtlegen 2. Rollenspiel: langsam sprechen, sich auf Unterhaltung konzentrieren; Erfassen von: – Angst – Wortflüssigkeit – Merkwürdiges Aussehen	Unterhaltung mit Kollegen suchen, langsam sprechen, sich auf Unterhaltung konzentrieren; Erfassen der Konsequenzen: – Wie gut ist Gespräch? – Hinweise von Kollegen, dass sie mich merkwürdig finden?	– Bewusst etwas Falsches/ „Dummes“ sagen und Zuhörer beobachten

4.4.2 Videofeedback

Videofeedback ist eine äußerst wirksame Methode zur objektiven Überprüfung der Sichtbarkeit wahrgenommener Symptome (z. B. erröten) und der Reaktion anderer Menschen und sollte daher möglichst immer bei Verhaltensexperimenten eingesetzt werden. Es ergänzt die Beobachtungen, die der Patient selbst in der Situation gemacht hat und kann oft dabei helfen, Zweifel an der Gültigkeit der Beobachtungen auszuräumen.

Technische Vorbereitung von Videofeedback

Wie schon beim ersten Videofeedback sind einige technische Gesichtspunkte zu beachten:

- Die Qualität der Aufnahme muss gut genug sein, um eine Überprüfung der befürchteten Konsequenzen zu ermöglichen (Beleuchtung, Fokus, Lautstärke).
- Grundsätzlich sollten auf allen Videoaufnahmen, die dem Patienten vorgespielt werden, Patient und Interaktionspartner zu sehen sein. Hierdurch wird vermieden, dass die Selbstaufmerksamkeit des Patienten bei Betrachten des Videos zu sehr verstärkt wird. Zudem können wichtige und zumeist positive Aspekte der sozialen Interaktion vermittelt werden, die der Patient im Rollenspiel auf Grund der hohen Selbstaufmerksamkeit unter Umständen nicht wahrgenommen hatte.
- Lediglich wenn sich Verhaltensexperimente auf spezifische Körpersymptome beziehen, ist eine Fokussierung der Kameraeinstellung auf bestimmte Körperteile des Patienten sinnvoll. Zum Beispiel kann es beim Eindruck von übermäßigem Schwitzen hilfreich sein, die Kamera möglichst nahe auf das Gesicht einzustellen.

Der Patient sollte stets daran erinnert werden, dass er sich das Video als unabhängiger Beurteiler ansehen und ignorieren soll, wie er sich in der Situation gefühlt hat. Vor dem Videofeedback sollte der Patient genau festlegen, wie stark seinem Eindruck nach die befürchteten Angstsymptome und negativen Verhaltensweisen ausgeprägt waren. Es ist günstig, einen Vergleichsmaßstab zur Einschätzung der Symptome auf das Video aufzunehmen. Beispielsweise werden bei Verhaltensexperimenten zum Erröten vorher rote Gegenstände (z. B. Bücher, Bilder) so ins Bild placiert, dass diese im Videofeedback als Ankerreiz für die Intensität des Errötens verwendet werden können. Der Therapeut kann den Patienten unmittelbar nach einem Rollenspiel fragen, mit welchem roten Objekt das Erröten vergleichbar war. Das folgende Videofeedback dient der Überprüfung dieser Einschätzung und der Demonstration der Verzerrung des Eindrucks des „sichtbaren Selbst".

Um die Überschätzung von Zittern zu verdeutlichen, kann im Anschluss an ein Verhaltensexperiment eine Eichung durch den Patienten selbst hilfreich sein: Gibt der Patient an, im Verhaltensexperiment stark gezittert zu haben, so bittet ihn der Therapeut, vorzumachen, wie stark er genau gezittert habe; die Demonstration wird ebenfalls auf Video aufgezeichnet. Obwohl die Patienten überzeugt sind, dass sie das Symptom genau reproduzieren, lassen sich im anschließenden Videofeedback zumeist deutliche Diskrepanzen demonstrieren. Ein entsprechendes Vorgehen ist auch bei anderen befürchteten Angstsymptomen (z. B. Gesprächspausen, schwitzen) sinnvoll.

Realistisches Bild des Selbst durch wiederholtes Videofeedback festigen

Das Videofeedback dient auch als wesentliche Hilfe dabei, dass sich der Patient eine realistischere Vorstellung davon einprägen kann, wie er auf andere Personen wirkt. Er wird aufgefordert, sich sein Bild genau so einzuprägen, wie es auf dem Videoband zu sehen ist und sich hieran in Angst auslösenden Situationen gezielt zu erinnern. Fällt dies dem Patienten schwer, können ihm die Videoaufnahmen wiederholt vorgespielt oder mit nach Hause gegeben werden, sodass er sich sein tatsächliches Erscheinungsbild besser einprägen kann. Zusätzlich kann der Patient üben, in kritischen Situationen hilfreiche Selbstinstruktionen wie „Selbst wenn ich mich sehr ängstlich fühle, heißt das nicht, dass andere das sehen können" zu benutzen.

Eine Variante des Videofeedback ist das „Simultan-Videofeedback". Hier wird das sichtbare Körpersymptom dem Patienten *unmittelbar* über Video zurückgemeldet. Hierdurch kann er das „Gefühl zu zittern" mit dem objektiven Ausmaß vergleichen. Beispielsweise kann der Patient aufgefordert werden, Selbstaufmerksamkeit und Sicherheitsverhalten (z. B. ein Glas krampfhaft festhalten, um Zittern entgegenzuwirken) zu verstärken, bis er ein starkes Gefühl zu zittern bekommt. Er soll dann (ohne Videorückmeldung) die Intensität des Zitterns einschätzen. Während er weiterhin das Gefühl behalten soll zu zittern, kann er nun auf dem Monitor das Ausmaß seiner Symptome unmittelbar anschauen und objektiv einschätzen. Die Aufnahmen demonstrieren, dass die subjektiven Empfindungen zu einer übertriebenen Vorstellung des Körpersymptoms beitragen. Zusätzlich kann das Simultan-Videofeedback genutzt werden, um zu verdeutlichen, dass bestimmte Sicherheitsverhaltensweisen (z. B. krampfhaftes Festhalten eines Glases, Aufstützen der Arme) zu einem ungünstigen Eindruck beitragen. Nach dem Videofeedback sollte der Videomonitor wieder abgestellt werden, um die Selbstaufmerksamkeit nicht unnötig lange zu erhöhen).

4.4.3 Vorstellungsübungen zum Aufbau eines zutreffenden Bildes des „sichtbaren Selbst"

Viele Patienten zeigen trotz erfolgreichen Videofeedbacks und positiver Rückmeldung durch andere im Rahmen von Verhaltensexperimenten weiterhin spontane, bildhafte Vorstellungen, in denen sie sich aus der Beobachterperspektive in verzerrter, negativer Weise sehen. Sie wissen jetzt zwar, dass diese Bilder nicht mit der Realität übereinstimmen, behalten aber auf Grund der Bilder das „Gefühl", sich peinlich zu verhalten bzw. das peinliche Körpersymptom zu zeigen. Zur Korrektur sind Vorstellungsübungen

Realistisches Bild in der Vorstellung einüben

hilfreich, in denen der Patient systematisch einübt, sein negatives Bild durch das realitätsangemessene Bild aus dem Videofeedback zu ersetzen.

Zunächst wird der Patient dazu angeleitet, sich das negative Bild vorzustellen, bis deutliche Anspannung ausgelöst wird. Beziehen sich die Vorstellungen auf Körpersymptome (z. B. erröten, zittern, schwitzen), ist es wichtig, dass ein starkes „Gefühl" zu zittern, zu erröten, etc. aktiviert wird. Eine deutliche Zunahme der Anspannung bzw. des Körpersymptoms sollte der Patient durch ein vorher vereinbartes Zeichen (z. B. Heben des rechten Zeigefingers) signalisieren. Dann wird der Patient dazu angeleitet, sich das realitätsangemessene Bild vorzustellen, trotz der Anspannung bzw. der Körperempfindungen. Diese Vorstellungsübungen werden in den Therapiesitzungen und als unterstützende Hausaufgabe im Alltag so oft wiederholt, bis es dem Patienten gelingt, ein stabiles, angemessenes Bild seines „sichtbaren Selbst" zu entwickeln. Patienten können auch angeleitet werden, das Bild auf andere Weise zu modifizieren, z. B. es zu verkleinern, oder Elemente zu verändern.

4.4.4 In-vivo-Verhaltensexperimente

Sobald der Patient gelernt hat, seine Aufmerksamkeit zu externalisieren und das Sicherheitsverhalten zu unterlassen, sollten die Verhaltensexperimente auf Angst auslösende Situationen der natürlichen Umwelt ausgedehnt werden. Dies bedeutet, dass ein großer Teil der Therapiesitzungen außerhalb des therapeutischen Settings in Situationen stattfindet, in denen die Überzeugungen des Patienten überprüft werden können.

Wie auch bei anderen Verhaltensexperimenten ist das Ziel die Überprüfung von Vorhersagen und Überzeugungen, nicht die Gewöhnung an die Situationen wie in der Expositionstherapie. Der Therapeut sollte deshalb bei der Planung der In-vivo-Verhaltensexperimente darauf achten, dass deren Ergebnisse für den Patienten eine möglichst eindeutige Schlussfolgerung bezüglich der sozialphobischen Überzeugungen nahe legen. Oftmals ergibt sich für den Therapeuten in dieser Phase die Gelegenheit, einen repräsentativen Ausschnitt der Reaktionen des Patienten in natürlichen Situationen zu beobachten; mitunter entstehen neue Erkenntnisse (z. B. das Entdecken zusätzlichen Sicherheitsverhaltens), die das individuelle Modell der Sozialen Phobie und das therapeutische Vorgehen modifizieren können.

Von zentraler Bedeutung für den Erfolg der Verhaltensexperimente bleibt weiterhin die *Instruktion, die Aufmerksamkeit zu externalisieren und Sicherheitsverhalten zu unterlassen*. Die Überprüfung der Überzeugungen kann nur geschehen, wenn der Patient seine Aufmerksamkeit ganz nach außen, d. h. auf die Situation lenkt, *alle* Sicherheitsverhaltensweisen aufgibt und das

Eintreten der befürchteten Reaktionen registrieren kann. Das Vorgehen orientiert sich an dem in Kapitel 4.4.1 vorgestellten Ablauf und umfasst folgende Schritte:

1. Vorbereitung: Definition der Überzeugung, die in dem Verhaltensexperiment überprüft werden soll; Diskussion einer geeigneten Situation und Festlegung, was der Patient tun soll; Operationalisierung der Erwartungen des Patienten; schriftliche Festlegung der Vorhersagen im Verhaltensexperiment-Tagebuch.
2. Durchführung: Aufsuchen der Angst auslösenden Situation ohne Sicherheitsverhalten und mit Aufmerksamkeitsfokus nach außen.
3. Protokollierung: Erfassen des Ergebnisses im Verhaltensexperiment-Tagebuch, Einschätzen der vorhergesagten Reaktionen.
4. Schlussfolgerungen: Bewertung der Ergebnisse im Hinblick auf die Überzeugungen; Diskussion möglicher Zweifel des Patienten; Planung und Durchführung weiterer Verhaltensexperimente im direkten Anschluss an die Diskussion oder als Hausaufgabe.

Verhaltensexperiment mit Therapeut in Alltagssituation

Der Therapeut begleitet den Patienten zur Angst auslösenden Situation und bespricht mit ihm die zu überprüfenden Vorhersagen, sein Verhalten während des Experiments und die zu beobachtenden Reaktionen. Dann verfolgt er die Durchführung des Experiments aus einem gewissen Abstand. Das Experiment wird unmittelbar im Anschluss in einer „privaten" Ecke besprochen. Falls die Diskussion des ersten Experiments ergibt, dass es noch keine eindeutige Schlussfolgerung zulässt, besprechen Therapeut und Patient Modifikationen, um die Vorhersagen noch eindeutiger zu überprüfen (z. B. letztes Sicherheitsverhalten aufgeben; versuchen, mehr Aufmerksamkeit auf sich zu ziehen, um negativere Reaktionen zu „provozieren"; die Interaktionspartner noch genauer beobachten). Das modifizierte Verhaltensexperiment wird dann unmittelbar durchgeführt. Teilweise kann es auch sinnvoll sein, dass der Therapeut eine Interaktion durchführt und der Patient dabei die Reaktionen anderer genau beobachtet, oder dass Patient und Therapeut gemeinsam ein Verhaltensexperiment durchführen (z. B. über ein „peinliches" Thema wie Schwitzen laut im Bus sprechen und dabei die Reaktionen der anderen Fahrgäste beobachten).

Verhaltensexperimente aus Überzeugungen ableiten

Wegen der Unvorhersehbarkeit und Mehrdeutigkeit von sozialen Situationen ist die Auswahl derer, die sich für In-vivo-Verhaltensexperimente eignen, nicht immer einfach. Beispiele für geeignete Situationen bei Interaktionsängsten sind: der Kauf einer Ware, Fragen über Produkte oder Reklamation von Waren in Geschäften, auf der Straße nach dem Weg/der Uhrzeit fragen, Ansprechen fremder Personen im Bus; bei Redeängsten: einen kurzen Vortrag halten (z. B. vor einem Therapeuten-Team); bei Angst vor Situationen, in denen man die Aufmerksamkeit anderer auf sich zieht: in der Fußgängerzone entgegenkommende Passanten aufmerksam ansehen, an vollen Cafés vorbeigehen und Gäste beobachten, mit dem Bus fahren und andere Fahrgäste ansehen, in einem vollen Café essen/trinken etc. Prinzipiell werden Verhaltensexperimente jedoch aus der Analyse der individuellen sozialphobischen Überzeugungen abgeleitet und keinesfalls wie standardisierte Übungen aus dem Selbstsicherheitstraining durchgeführt! Einige Beispiele für die Gestaltung von Verhaltensexperimenten finden sich in Tabelle 2.

Das Aufsuchen von Angst auslösenden Situationen im Alltag ist für die meisten Patienten mit dem Erfolgserlebnis verbunden, dass ein bestimmtes, peinliches Verhalten oder Körpersymptom nicht auftritt. Das Aufsuchen der Angst auslösenden Situation sollte als eine positive Leistung des Patienten als und ein wichtiger Fortschritt in der Therapie vom Therapeuten verstärkt werden. Dennoch bleiben zwei der drei wesentlichen Komponenten sozialphobischer Überzeugungen unüberprüft:

- die Erwartung, dass andere Personen das peinliche Verhalten oder Symptom wahrnehmen werden, *wenn es auftritt* (z. B. die Erwartung, dass das Zittern anderen auffällt); und
- die Erwartung, dass andere Personen das Verhalten oder Symptom als negativ und peinlich bewerten werden, *wenn sie es wahrnehmen.*

Beide Erwartungen enthalten Vorbedingungen, die durch das alleinige Aufsuchen der Angst auslösenden Situation nicht erfüllt sind: das peinliche Verhalten/Symptom ist nicht aufgetreten, und dementsprechend können andere es auch nicht wahrnehmen und bewerten. Werden diese Bedingungen nicht in weiteren Verhaltensexperimenten berücksichtigt, bleiben die sozialphobischen Überzeugungen bestehen.

Zum Beispiel hatte eine Patientin (vgl. Kasten auf S. 42) die Erwartung, auf peinliche Weise mit dem Kopf zu rucken, wenn man von der Bedienung in einem Café angesprochen wird. Auch wenn das Aufsuchen eines Cafés nicht zwangsläufig zu einem Kopfrucken führte, blieb die Überzeugung bestehen, dass (a) andere Personen grundsätzlich jedes Kopfrucken in jedem Fall wahrnehmen würden, und (b) dass andere sie auf Grund dieses Symptoms als peinliche, abnorme „Geisteskranke" einstufen würden. Auch wenn die Patientin in den aufgesuchten Situationen kein Kopfrucken feststellen konnte, so wurde die Angst vor zukünftigen Situationen aufrechterhalten, dass es eine peinliche Blamage bedeuten würde, wenn dass Symptom einmal auftreten *sollte.*

Überprüfen der Reaktion auf „peinliches" Verhalten

Die vollständige Widerlegung eines sozialphobischen Überzeugungssystems ist nur dann möglich, wenn gewährleistet ist, dass

1. die befürchteten Symptome auftreten. Hierzu muss das peinliche Symptom oder Verhalten in Verhaltensexperimenten bewusst hervorgerufen oder simuliert werden, um zu überprüfen, wie andere darauf reagieren (s. u. „Testen der Peinlichkeit von Verhalten oder Symptomen").
2. anwesende Personen die Symptome nicht negativ bewerten. Hierzu müssen eindeutige und glaubwürdige Stellungnahmen von anderen Menschen eingeholt werden (s. u. „Umfragen").

Testen der Peinlichkeit von Verhalten oder Symptomen

In solchen weiterführenden Verhaltensexperimenten verletzen Patienten bewusst eigene, rigide Regeln für soziale Interaktionen und zeigen gezielt peinliches Verhalten/Symptome, um zu beobachten, welche Auswirkungen dies auf die Reaktionen anderer Personen hat. Hier ist es meist sehr hilfreich, wenn der Therapeut zunächst das Verhalten/die Symptome in einer sozialen Situation, die der Patient beobachtet, simuliert. Zum Beispiel kann der Patient beobachten, wie die Anwesenden reagieren, wenn der Therapeut in einem Café ein Getränk verschüttet oder wenn der Therapeut in einem Geschäft mit einem Verkäufer über ein Produkt spricht, während er durch Make-up „errötet" ist:

Therapeut demonstriert „peinliches Verhalten"

- Bei Angst vor öffentlicher Beachtung können Patienten z. B. instruiert werden, gezielt ungeschicktes Verhalten zu zeigen (z. B. in einem Café ein Getränk verschütten) oder durch auffälliges Verhalten auf sich aufmerksam zu machen (z. B. in einem öffentlichen Verkehrsmittel jemandem etwas laut zurufen).
- Bei Angst vor Körpersymptomen werden diese gezielt hervorgerufen. Beispielsweise wird starkes Zittern vor anderen Menschen willkürlich simuliert, übermäßiges Schwitzen durch Befeuchten der Stirn oder Achseln und Erröten durch entsprechendes Make-up vorgetäuscht.
- Bei Interaktionsängsten beinhalten die Übungen, bewusst über „langweilige" Themen zu reden, mitten im Gespräch eine Pause zu machen oder zu stocken („Blackout"), Blickkontakt bewusst aufzunehmen („aufdringlich") oder abzubrechen („nicht zuhören").

Um eine möglichst große Evidenz der Ergebnisse solcher Verhaltensexperimente zu gewährleisten, ist es sehr wichtig, dass sowohl die getesteten Verhaltensweisen bzw. Symptome, als auch die Erwartungen hinsichtlich der Reaktionen anderer Personen vorher genau schriftlich festgelegt werden (z. B. in dem Verhaltensexperiment-Protokoll).[1]

---

1 Diese Verhaltensexperimente unterscheiden sich von sog. Shame-attack-Übungen dadurch, dass lediglich solche Verhaltensweisen oder Symptome absichtlich gezeigt und überprüft werden, die im sozialphobischen Überzeugungssystem als peinlich oder blamabel gelten, von den meisten Menschen jedoch als sozial tolerables Phänomen betrachtet werden. In Shame-attack-Übungen wird hingegen ein Verhalten gezeigt, das die allgemeinen sozialen Regeln eindeutig überschreitet und von den meisten Menschen als peinlich erlebt werden würde. Shame-attack-Übungen erscheinen aus der Perspektive der kognitiven Therapie nicht hilfreich, da eine Umbewertung des normalerweise gezeigten, als peinlich erlebten Verhaltens nicht erzielt werden kann. In manchen Fällen erscheint das Vorgehen sogar kontraproduktiv, indem die Erfahrungen ein zusätzliches, soziales „Trauma" hervorrufen, da sich der Patient in der Realität der Lächerlichkeit preisgibt.

Fallbeispiel zu In-vivo-Verhaltensexperimenten

Eine Patientin (siehe auch den Kasten auf S. 42) befürchtete, dass sie mit dem Kopf ruckt, wenn sie von anderen angesprochen wird. Als geeignete Situation für Verhaltensexperimente wurde der Aufenthalt in der Lobby eines großen Hotels gewählt, wo sie von der Bedienung angesprochen werden würde. Da es der Patientin schwer fiel, ihre Aufmerksamkeit nach außen zu richten, wurde zunächst ein Aufgaben-Konzentrationstraining durchgeführt, in dem sie erst bei Waldspaziergängen (neutrale Situationen), dann in der U-Bahn (neutrale soziale Situation) und schließlich am Arbeitsplatz (Angst auslösende soziale Situation) übte, ihre Aufmerksamkeit nach außen, auf die Situation, zu lenken (siehe auch den Kasten auf S. 74–76). Ihre Aufgabe im In-vivo-Verhaltensexperiment war es, einen Kaffee zu bestellen. Sie sollte kein Sicherheitsverhalten (Anspannen der Nackenmuskeln) durchführen und zur Richtung der Aufmerksamkeit nach außen alle Personen in der Lobby so genau beobachten, dass sie diese nachher dem Therapeuten beschreiben konnte. Dabei stellte sie zu ihrer Überraschung fest, dass andere Personen ihr kaum Beachtung schenkten, obwohl sie diese direkt beobachtete. Sie fand auch, dass sie nicht mit dem Kopf ruckelte, als sie von der Bedienung angesprochen wurde. In weiteren Verhaltensexperimenten erweiterte sie die Bandbreite ihres Verhaltens. So besuchte sie ein Café und stieß absichtlich die Tasse um, um die Aufmerksamkeit auf sich zu ziehen. Es überraschte sie, dass keiner der anwesenden Gäste sich zu ihr hinwendete; und auch die Bedienung, die mit einem Lappen den Tisch abwischte, zeigte einen freundlichen Gesichtsausdruck. Bei diesen Verhaltensexperimenten waren kein Rucken des Kopfes oder andere peinliche Angstsymptome aufgetreten. Deshalb wurde beschlossen, die Peinlichkeit von Kopfrucken in weiteren Verhaltensexperimenten zu testen: In einem Café zeigte zunächst der Therapeut, dann die Patientin absichtlich ein mehrmaliges Kopfrucken, und die Patientin beobachtete die Reaktionen der anwesenden Personen. Zu ihrer Verwunderung nahmen die Gäste des Cafés in keiner Weise Notiz davon. Dabei erwies sich die schriftliche Festlegung der Erwartungen vor den Experimenten als große Hilfe, da die Patientin nach den Situationen dazu tendierte, andere Erklärungen zu suchen oder ihre Erwartungen abzuschwächen.

Umfragen

Normalerweise lassen sich in In-vivo-Verhaltensexperimenten kaum eindeutige verbale Rückmeldungen von anderen Personen erfassen, wie sie über solche Verhaltensweisen denken, die für Sozialphobiker peinlich sind. So genannte Umfragen stellen eine Möglichkeit dar, die Einstellungen von anderen Personen direkter zu erfassen.

In Umfragen können andere Personen nach ihrer Meinung befragt werden, was sie über ein bestimmtes Verhalten oder ein Symptom denken, das aus der Sicht des Patienten peinlich ist. Die Fragen werden vom Patienten ausgesucht. Umfragen beginnen mit relativ offenen Fragen und führen auf spezifische Fragen zu der befürchteten Reaktion hin. Ein Beispiel für eine Umfrage zum Erröten könnte folgendermaßen lauten:

1. Sind Sie jemals errötet?
2. Was bringt Sie zum Erröten?
3. Wenn Sie erröten, was denken Sie darüber?
4. Wie gut bemerken Sie, wenn andere erröten?
5. Wenn Sie bemerken, dass jemand errötet, was denken Sie dann über diese Person?
6. Würden Sie denken, die Person sei … (Befürchtung des Patienten, z. B. merkwürdig)?
7. Wenn Sie bemerken, dass jemand in einer normalen Unterhaltung errötet, was würden Sie über die Gründe vermuten?

Die Antworten der Befragten werden schriftlich protokolliert. Um einen möglichst repräsentativen Querschnitt von Meinungen zu erhalten, sollten möglichst viele Personen (je nach Aufwand zwischen 10 und 15 Personen) befragt werden. Vor der nächsten Therapiesitzung stellt der Therapeut alle Antworten zu jeder Frage in einer Liste zusammen. In der Therapiesitzung werden die Antworten dann mit dem Patienten besprochen. Entgegen den Erwartungen der Patienten zeigt sich meist, dass die aus Sicht des Patienten problematischen Verhaltensweisen oder Symptome seltener wahrgenommen und wesentlich weniger kritisch beurteilt werden. Für manche Patienten bedeutet es auch eine Entlastung, zu sehen, wie unterschiedlich und subjektiv die Bewertungen sein können.

4.4.5 Selbstgeleitete Verhaltensexperimente

Für den Erfolg der Therapie ist es von großer Bedeutung, dass der Patient die Verhaltensexperimente selbstständig als Hausaufgabe weiterführt. Diese werden gemeinsam mit dem Therapeuten vorbesprochen (geeignete Situationen, Verhalten des Patienten, Operationalisierung der erwarteten Reaktionen). Die anschließende Besprechung der Ergebnisse von selbstangeleiteten Verhaltensexperimenten in den Therapiesitzungen ist wichtig, um die Erfahrungen auch auf verbaler Ebene zu konsolidieren und neue Bewertungsmuster aufzubauen. Hierfür wird das Verhaltensexperiment-Protokoll verwendet. Bei der Besprechung der Hausaufgaben ist zu beachten, dass Patienten anfangs oft Schwierigkeiten haben, das gesamte Sicherheitsverhalten zu unterlassen. Die Besprechung dient auch zur Identifikation subtiler Verhaltensweisen, die zur Aufrechterhaltung der sozialphobischen Überzeugungen

Patient protokolliert selbstgeleitete Verhaltensexperimente

beitragen, und die im weiteren Verlauf der Therapie berücksichtigt werden müssen. Zusätzliche Fortschritte können oftmals dadurch erzielt werden, dass man mit dem Patienten eine „Null-Vermeidungs-Woche" vereinbart, in der dieser konsequent auf seine Sicherheitsverhaltensweisen verzichtet.

4.4.6 Aufmerksamkeitstraining

Es ist für Patienten oft sehr schwierig, die Selbstaufmerksamkeit zu reduzieren und die Aufmerksamkeit „nach außen" zu richten. So benötigen sie Hilfestellung bei der Frage, auf welche Aspekte die Aufmerksamkeit gerichtet werden sollte. Grundsätzlich geht es um zwei Aspekte: Zum Einen muss der Patient bei den Verhaltensexperimenten genau beobachten, ob seine Interaktionspartner wie befürchtet reagieren, wenn der Patient das vereinbarte Verhalten/Symptom zeigt (z. B. Reaktion der Gesprächspartner auf eine absichtliche Pause im Gespräch, Blickdauer des Interaktionspartners auf Schweißflecken im Hemd). Zum Anderen geht es darum, die ständige Selbstbeobachtung in sozialen Situationen abzustellen. Der Patient soll sich stattdessen ganz in der Situation „verlieren", das heißt, sich zum Beispiel bei Gesprächen so weit wie möglich auf die Inhalte der Unterhaltung, die Meinung seines Gesprächspartners etc. zu konzentrieren und den Gesprächspartner anzusehen. Hierbei ist es wichtig, dass der Patient den Gesprächspartner nicht selektiv auf Zeichen der Ablehnung oder negativen Bewertung beobachtet (z. B. Abbrechen des Augenkontakts oder Gesprächspausen als Desinteresse deuten). Er soll nur die Reaktion auf das zuvor vereinbarte Verhalten registrieren, ansonsten aber versuchen, soweit wie möglich in der Situation aufzugehen. Ein spezielles Aufmerksamkeitstraining (vgl. folgender Kasten) kann ebenfalls sinnvoll sein.

Aufmerksamkeitstraining

Vielen Patienten mit Sozialen Phobien fällt es schwer, die stark automatisierten Aufmerksamkeitsprozesse willkürlich zu beeinflussen. Deshalb stellen Aufmerksamkeitstrainings eine wichtige Ergänzung der Therapie dar (Wells et al., 1997). Dabei geht es um die Verbesserung der Aufmerksamkeit nicht nur für die äußerliche Umgebung, sondern auch für die Anforderungen und Aufgaben der sozialen Situation, die in einem mehrere Sitzungen umfassenden, speziellen Aufgaben-Konzentrationstraining eingeübt werden können (Mulkens et al., 2001).

Hierzu sollte der Therapeut den Teufelskreislauf von Selbstaufmerksamkeit und Angst als Begründung für das spezielle Aufgaben-Konzentrationstraining darstellen und auf die Bedeutung regelmäßiger Übungen hinweisen.

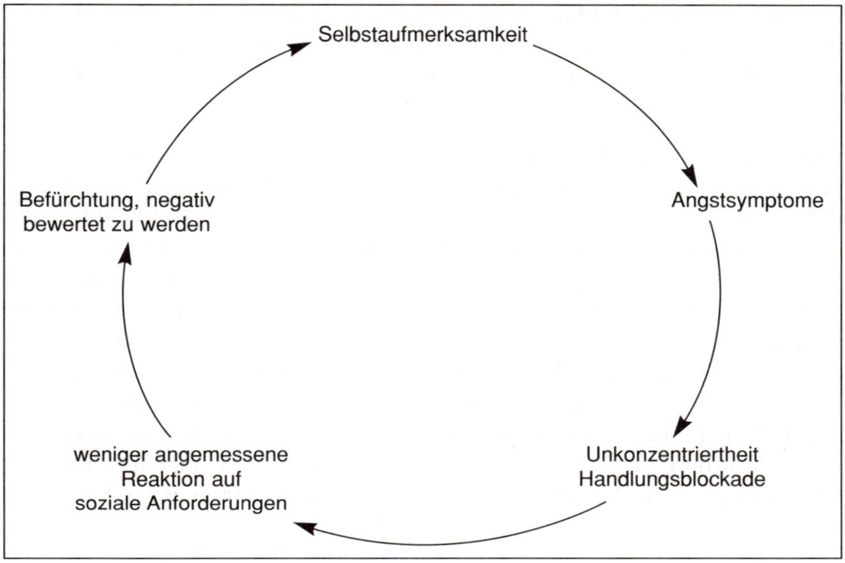

Abbildung 7:
Teufelskreis Selbstaufmerksamkeit

Zunächst werden einfache Übungen durchgeführt, in der die Selbstaufmerksamkeit gesenkt werden soll. Hierzu kann der Therapeut z. B. kurze Geschichten (ca. eine Minute) erzählen. Aufgabe des Patienten ist es, die wesentlichen Inhalte im Anschluss wiederzugeben. In einem Protokollbogen wird dann vom Patienten grob eingeschätzt, welcher prozentuale Anteil der Gesamt-Aufmerksamkeit (= 100 %) sich in der Situation auf *die eigene Person* (Körper, Gedanken), auf die *Aufgabe* (z. B. Thema der Geschichte, Unterhaltung etc.) und auf die *Umgebung* (z. B. Einrichtung des Raumes, Personen) verteilt. Bei stark Angst auslösenden Situationen ergeben sich erhöhte Werte für Selbstaufmerksamkeit (z. B. 80 % Selbst, 15 % Aufgabe, 5 % Umgebung). Dann gibt der Patient die wesentlichen Inhalte der Geschichte wieder und schätzt ein, wie gut er die Inhalte erinnern konnte. Der ganze Ablauf (Erzählen einer Geschichte, Einschätzen der Aufmerksamkeit und Wiedergabe der Geschichte) wird nun mit der Anleitung wiederholt, die Aufmerksamkeit nach außen auf die Aufgabe bzw. Situation zu lenken. Die Übung sollte so lange durchgeführt werden, bis die Selbstaufmerksamkeit deutlich reduziert (z. B. niedriger als 50 %) ist.

Anschließend werden Situationen mit ansteigender Schwierigkeit gewählt. Beispielsweise wird eine Geschichte erzählt und der Patient wird aufgefordert, sich in bestimmten Zeitabständen (z. B. zweimal pro Minute) kurz das problematische Verhalten oder Symptom vorzustellen (z. B. „Ich könnte eine Denkblockade bekommen und peinlich wirken"). Eine weitere Steigerung kann durch Elemente der In-vivo-Exposition erzielt werden (z. B. Aufstellen einer Videokamera; aus einer Tasse trinken bei Angst vor Zittern).

Für die weiteren therapeuten- und selbstangeleiteten Übungen wird eine Hierarchie von Situationen ansteigenden Schwierigkeitsgrades aufgestellt, die von *nicht-sozialen* Situationen (z. B. Spazierengehen durch den Wald, Konzentration auf Sehen, Hören etc.), über *nicht-ängstigende soziale* Situationen bis hin zu *Angst auslösenden sozialen* Situationen reicht. Dabei wird jeweils vorher festgelegt, auf welchen Aufgabenaspekt die Aufmerksamkeit gelenkt werden soll. Zur Protokollierung kann das Verhaltensexperiment-Tagebuch (vgl. Anhang, S. 104) verwendet werden; die Einschätzungen zur Aufmerksamkeit (Selbst, Aufgabe, Umgebung) werden unter der Ergebnis-Spalte eingetragen. Die Übungen sollten so lange fortgesetzt werden, bis es dem Patienten auch in stark Angst auslösenden Situationen gelingt, die Aufmerksamkeit auf die Aufgabe zu lenken.

4.5 Weitere Methoden zur Umstrukturierung sozialphobischer Überzeugungen

Der hier vorgestellte Behandlungsansatz legt den Schwerpunkt auf die Veränderung von sozialphobischen Überzeugungen durch Verhaltensexperimente. Diese werden gemeinsam mit verbalen Methoden zur kognitiven Umstrukturierung eingesetzt. In Kapitel 4.4 haben wir bereits die kognitive Vorbereitung der Verhaltensexperimente und die Rolle von Umfragen zur Umstrukturierung von Überzeugungen angesprochen. Im Folgenden werden einige weitere verbalen Techniken genauer vorgestellt. Sie sind besonders wichtig bei der Modifikation von antizipatorischen und nachträglichen Verarbeitungsprozessen sowie von dysfunktionalen Grundüberzeugungen. Generell sei betont, dass sich die Planung der therapeutischen Interventionen nicht an Techniken orientieren sollte, sondern daran, wie die problematischen Überzeugungen am besten in Frage gestellt und der Realität angepasst werden können.

4.5.1 Identifikation und Bearbeitung negativer automatischer Gedanken

Sobald der Patient durch das Experiment zum Sicherheitsverhalten und das erste Videofeedback bereit ist, seine Überzeugungen zu prüfen, können die negativen Gedanken aus dem individuellen Modell explizit hinterfragt wer-

Beispiel für Pfeil-Abwärts-Technik	
Pat:	„Ich vermeide Situationen, in denen ich mit Kunden ein Verkaufsgespräch führen muss.“
Th:	„Was befürchten Sie, könnte passieren?“
Pat:	„Ich könnte im Gespräch anfangen zu schwitzen.“
Th:	„Und was wäre dann?“
Pat:	„Mein Gesprächspartner könnte es sehen.“
Th:	„Welche Bedeutung hätte es, wenn Ihr Gesprächspartner sieht, dass Sie schwitzen?“
Pat:	„Er könnte denken, dass ich nervös bin.“
Th:	„Was wäre das Schlimme daran?“
Pat:	„Er würde sich darüber wundern, dass ich in einer solchen Situation nervös werde.“
Th:	„Welche Bedeutung hat es für Sie, wenn er sich wundern würde?“
Pat:	„Es zeigt, dass eine solche Situation für andere Menschen eine Leichtigkeit ist.“
Th:	„Was ist das Schlimme daran?“
Pat:	„Wenn ich sogar schon in dieser Alltagssituation nervös bin, heißt das, dass ich ein Versager bin.“
Th:	„Die Tatsache, dass Sie in einem Verkaufsgespräch zu schwitzen anfangen, beweist, dass Sie ein Versager sind?“
Pat:	…

den. Dabei kann der „Fragebogen zu Sozialphobischen Kognitionen“ (SPK, vgl. Anhang, S. 103) ein wichtiges Hilfsmittel sein, um weitere typische negative automatische Gedanken in sozialen Situationen zu identifizieren.

Fragebogen zu sozialphobischen Kognitionen

Eine weitere Technik, automatische Gedanken und ihnen zu Grunde liegende Überzeugungen zu erfassen, ist die Pfeil-Abwärts-Technik (vgl. Kasten). Hierbei fragt der Therapeut den Patienten, was er in einer Angst auslösenden Situation genau befürchtet, und sukzessive danach, was daran schlimm wäre. Hierdurch werden oftmals unlogische Schlussfolgerungen und grundlegende, dysfunktionale Überzeugungen deutlich.

Pfeil-Abwärts-Technik

Eine grundlegende Technik, um die Evidenz von negativen automatischen Gedanken zu überprüfen, ist der Sokratische Dialog. Die Disputation negativer Gedanken umfasst folgende Schritte (Beck, 1998):

Sokratischer Dialog

1. Sammeln von Anhaltspunkten („Beweisen“), die für das Zutreffen der Überzeugung sprechen,
2. Aufdecken systematischer Verzerrungen des Denkens („logische Fehler“),
3. Sammeln von Gegenargumenten („Gegenbeweisen“),
4. Formulieren einer angemesseneren Bewertung („rationale Antwort“).

Fragetechniken des Sokratischen Dialogs
– Welche Anhaltspunkte gibt es für die Sichtweise? – Woran konnten Sie das feststellen? – Welche anderen Sichtweisen gibt es? – Wie würde ein anderer darüber denken? – Was würden Sie denken, wenn ein anderer … zeigt? – Wie denken Sie an einem Tag darüber, an dem Sie sich besser fühlen? – Was ist das Schlimmste, das passieren könnte? – Ist das Schlimmste bisher schon einmal eingetreten? Warum nicht?

Die verbale Sammlung von Gegenbeweisen kann dazu dienen, erste Zweifel an der Gültigkeit der Überzeugungen zu wecken. Die entscheidende Methode zur Sammlung von Gegenbeweisen bei der Sozialen Phobie, wie auch bei anderen Angststörungen, bleibt jedoch die Durchführung von Verhaltensexperimenten. Bei Angststörungen beziehen sich die Befürchtungen im Allgemeinen auf eine unmittelbare Bedrohung. Diese kann durch Verhaltensexperimente viel wirksamer widerlegt werden, als durch eine rein verbale Sammlung von Gegenbeweisen.

Der Sokratische Dialog kann aber auch eingesetzt werden, um mit dem Patienten die Identifikation und Modifikation automatischer Gedanken zu üben. Das Einüben alternativer Gedanken sollte der Patient im Alltag selbst fortsetzen und im Gedankentagebuch eintragen (vgl. Anhang, S. 107). Zusätzlich sind im Anhang einige hilfreiche Fragen aufgeführt, die der Patient benutzen kann, um negative automatische Gedanken selbstständig zu überprüfen (vgl. Anhang mit Fragen zur Anregung von alternativen Gedanken, S. 108). Hierbei sollten jedoch die Verhaltensexperimente als Hausaufgaben nicht vernachlässigt werden. Es wird daher empfohlen, Gedankentagebücher lediglich phasenweise zur Unterstützung der kognitiven Umstrukturierung und unter Umständen zur Unterstützung der Modifikation antizipatorischen Grübelns (s. nächstes Kapitel) einzusetzen.

4.5.2 Modifikation antizipatorischer Verarbeitung

Viele Sozialphobiker grübeln schon lange vor einem Angst auslösenden Ereignis in exzessiver Weise über die erwartete, bevorstehende Blamage nach. Hierbei stellen sie sich den schlimmsten Ausgang der Situation immer wieder vor. Zumeist gehen diese Vorstellungen mit einer hohen Selbstaufmerksamkeit und Angst einher, weshalb der Wunsch zur Vermeidung stärker wird. Oftmals werden auch eine Reihe von Sicherheitsverhaltensweisen initiiert, um die bevorstehende Blamage zu verhindern. Beispielsweise planen Patienten vorher genau, was sie sagen könnten, um nicht als langweilig zu gelten.

Um die ungünstige Wirkung antizipatorischer Verarbeitung aufzuzeigen, ist die Besprechung einer kürzlich zurückliegenden Situation, die der Patient bewältigt hat, sinnvoll. Welche Vorstellungen hatte der Patient zuvor über die soziale Situation? Sind die Vorhersagen eingetreten? Wenn er eine Wette abschließen sollte, bei der es um viel Geld geht, würde er sich auf seine Vorhersagen verlassen? Im Anschluss genügt oft eine Diskussion der Vor- und Nachteile der antizipatorischen Verarbeitung, um den Patienten zu motivieren, diese aufzugeben. Insbesondere die Aufgabe des vorbereitenden Sicherheitsverhaltens ist hierbei wichtig.

Patienten motivieren, antizipatorische Verarbeitung aufzugeben

Eine weitere Möglichkeit, die Auswirkungen des antizipatorischen Grübelns zu überprüfen, sind Verhaltensexperimente. Dabei werden zunächst die Erwartungen zu einer bevorstehenden Situation operationalisiert und protokolliert. Häufig haben Patienten die Erwartung, dass sie der Situation ohne diese Vorbereitung nicht gewachsen sein würden. Überprüft wird nun, wie sich das Unterlassen antizipatorischer Verarbeitung auf das Erleben der Situation sowie auf die Reaktionen der anderen beteiligten Personen auswirkt. Beispielsweise kann eine Situation aus dem Berufsleben simuliert werden, in der dem Patienten angekündigt wird, dass er in 10 Minuten eine kurze Rede vor mehreren unbekannten Personen halten soll. Vorher soll er jedoch noch ein Gespräch mit einem Kollegen (gespielt vom Therapeuten) führen, so dass keine Zeit für eine Vorbereitung bleibt. Der Patient wird vor Beginn des Verhaltensexperiments gebeten, seine Erwartungen einzuschätzen (z. B. wie gut er die Rede halten wird, wie angespannt er sein wird, ob bestimmte Angstsymptome auftreten etc.). Im Anschluss an die Rollenspiel-Situation gibt der Patient erneut eine Einschätzung auf den gleichen Dimensionen ab wie zuvor. Der Vergleich der beiden Einschätzungen zeigt in der Regel, dass die Erwartungen deutlich negativer sind als die Bewertungen in der Situation selbst.

Verhaltensexperiment zu antizipatorischer Verarbeitung

Falls es dem Patienten im Alltag schwer fällt, das antizipatorische Grübeln aufzugeben, kann ein Gedankentagebuch unterstützend eingesetzt werden. Wann immer der Patient im Alltag bemerkt, dass er sich mit einer bevorstehenden schwierigen sozialen Situation beschäftigt, unterbricht er das Grübeln, protokolliert die Vorstellungen und Erwartungen im Gedankentagebuch (vgl. Anhang, S. 107) und hinterfragt deren Angemessenheit. Dabei versucht er, seine Gefühle und Vorstellungsbilder zu ignorieren. In der letzten Spalte trägt er ein, ob und in welchem Ausmaß sich die Erwartung verändert hat, und welches Handeln sich als Konsequenz ergibt. Wichtig ist, dass der Patient hierbei kein Sicherheitsverhalten einsetzt.

Die Maßnahmen zielen darauf ab, *vor* Angst auslösenden sozialen Situationen – wie auch *in* den Situationen – die Aufmerksamkeit nach außen, auf soziale Aufgaben zu konzentrieren, und Sicherheitsverhalten zu unterlassen. Bei Leistungssituationen fällt es den Patienten jedoch häufig schwer, zwischen „angemessener" Vorbereitung und überzogener antizipatorischer

Verarbeitung zu unterscheiden. Hier ist es hilfreich, gemeinsam mit dem Patienten zu besprechen, welche Anforderungen in der Situation an ihn gestellt werden und welche Vorbereitungen hierzu realistischerweise notwendig sind.

4.5.3 Abbau nachträglicher Verzerrung durch Grübeln

Nachträgliche Umbewertung positiver Erfahrungen

Auch *nach* sozialen Situationen grübeln Patienten mit Sozialer Phobie noch häufig über die Situation nach. Dabei rufen sie sich vor allem die Gefühle von Anspannung und Angst ins Gedächtnis und werten diese als Hinweis auf ihr „Scheitern" oder „Versagen" (so genanntes „emotional reasoning"). Der Erfolg der Situation (z. B. Eindruck, den der Patient auf andere machte; Sichtbarkeit der Symptome) wird im Nachhinein negativer als in der Situation bewertet. Der offenkundige Nachteil solcher nachträglichen Verarbeitungsprozesse ist, dass neutrale und selbst positiv verlaufene Situationen als Versagen oder Blamage umbewertet und auf diese Weise die sozialphobischen Überzeugungen aufrechterhalten werden. Dieser Effekt gefährdet auch Fortschritte in der Therapie, da Patienten nach einer erfolgreichen Therapiesitzung im Nachhinein zu negativen Schlussfolgerungen kommen können.

Demonstration an vergangenen Bewertungen

Die Demonstration des Effekts der nachträglichen Verzerrung setzt voraus, dass die Patienten bereits Zweifel daran entwickelt haben, dass ihre Gefühle in sozialen Situationen und der Eindruck ihres „sichtbaren Selbst" irreführend sind (also im Allgemeinen nach drei bis vier Sitzungen). Zunächst geht es darum, dem Patienten zu zeigen, dass der Prozess der nachträglichen Verzerrung stattfindet. Die Verzerrungen können mit Hilfe von Aufzeichnungen aus vorher bearbeiteten Verhaltensexperimenten in der Sitzung verdeutlicht werden. Der Patient wird aufgefordert, sich an die Situation zu erinnern und diese erneut hinsichtlich seines Verhaltens/seiner Symptome und der Reaktion der Interaktionspartner zu bewerten. Danach werden die retrospektiven Einschätzungen mit den Einschätzungen verglichen, die direkt im Anschluss an das Verhaltensexperiment erhoben wurden. Es ist hier auch sinnvoll, die Videoaufnahmen aus der früheren Sitzung noch einmal anzusehen und erneut aus der Perspektive eines objektiven Beobachters zu beurteilen. Beides zeigt in der Regel, dass der Patient beim Nachgrübeln über die Situation einen negativeren Eindruck von seinem eigenen Verhalten und Erscheinungsbild entwickelt hat. Auch die Tagebücher zu Verhaltensexperimenten können entsprechend genutzt werden. Direkt im Anschluss an eine kritische Situation werden Einschätzungen zum eigenen Verhalten und der Bewertung durch andere Personen notiert. Zu einem späteren Zeitpunkt wird erneut eine Einschätzung abgegeben und mit den vorangegangenen verglichen. In der Regel zeigt sich, dass die Bewertungen mit zunehmendem zeitlichen Abstand negativer werden.

Als nächstes geht es darum, den Inhalt und Prozess der nachträglichen Verzerrung zum Negativen mit dem Patienten nachzuvollziehen. Der Therapeut bittet den Patienten, den exakten Inhalt der nachträglichen Verarbeitung auszusprechen bzw. als Hausaufgabe zu protokollieren. Hierbei wird klar, dass sich der Patient in der nachträglichen Verarbeitung selektiv auf seine Gefühle und seinen Eindruck des „sichtbaren Selbst" in der Situation konzentriert und diese immer wieder durchspielt. Dadurch wird seine Überzeugung, er müsse ängstlich, unsicher, merkwürdig etc. auf andere gewirkt haben, mit wachsendem Abstand zur Situation immer größer. Die Reaktion anderer Personen hingegen spielt bei der nachträglichen Verarbeitung kaum eine Rolle. Dies führt zu der Schlussfolgerung, dass der Patient bei der nachträglichen Verarbeitung irreführende Informationen verwendet. Der Therapeut erinnert hierbei den Patienten an seine Erfahrungen mit dem Videofeedback: Gefühle und Vorstellungsbilder sind keine gute Informationsquelle.

Es folgt eine Diskussion der Vor- und Nachteile der nachträglichen Verarbeitung mit dem Ergebnis, dass der Patient sich entscheidet, diese Form der Verarbeitung aufzugeben. Wenn der Patient sich in den folgenden Wochen dabei ertappt, dass er über vergangene soziale Situationen nachgrübelt, soll er diesen Prozess abbrechen und sich daran erinnern, dass er ungültige Informationen beim Grübeln verwendet.

Veränderung von antizipatorischen und nachträglichen Verarbeitungsprozessen

Schritte:

1. Identifikation der Prozesse
2. Demonstration, dass verzerrte Informationsverarbeitung vorliegt
3. Diskussion der Vor- und Nachteile
4. Vereinbarung, antizipatorische und nachträgliche Verarbeitung aufzugeben

Methoden:

- Sokratischer Dialog
- Auswertung von Tagebüchern zu Verhaltensexperimenten/Gedanken
- Verhaltensexperimente

4.6 Veränderung dysfunktionaler Grundüberzeugungen

Dysfunktionale Grundüberzeugungen, die sich z. B. in einem negativen Selbstwertgefühl äußern, werden sowohl in Verhaltensexperimenten als auch durch verbale Methoden hinterfragt. Zur Veränderung des negativen Selbstbildes, das in den verzerrten bildhaften Vorstellungen „konserviert" ist und häufig auf zentralen biografischen Erlebnissen basiert, werden zusätzlich Imaginationstechniken eingesetzt.

4.6.1 Generelles Vorgehen

Durch die Exploration von negativen automatischen Gedanken sowie durch die Auswertung von Gedankentagebüchern und entsprechenden Fragebögen wie z. B. dem SPK (vgl. auch die Liste von typischen sozialphobischen Grundüberzeugungen im Anhang, S. 103) werden bestimmte, wiederkehrende Schemata der Selbstbewertung deutlich, aus denen sich explizit formulierte Grundüberzeugungen ableiten lassen. Für Personen mit Sozialen Phobien, vor allem mit generalisiertem Subtyp, sind folgende Grundüberzeugungen besonders typisch:

1. negatives Selbstbild (z. B. „Ich bin ein Versager");
2. übermäßig kritische Sichtweise von anderen Menschen („Jedes Zeichen von Schwäche wird bestraft.");
3. Perfektionismus („Ich muss immer intelligent und witzig sein.").

Solche Grundüberzeugungen sind jedoch in der Regel vage und wenig ausdifferenziert; dies ist ein möglicher Grund, warum sie trotz gegensätzlicher Erfahrungen fortbestehen können. Deshalb ist ein erster wichtiger Interventionsschritt, solche globalen Bewertungsmuster zu operationalisieren und konkrete Kriterien zu entwickeln, die das Zutreffen von Grundüberzeugungen überprüfbar machen.

Berücksichtigung globaler Selbstbewertungen in Verhaltensexperimenten

Wenn Grundüberzeugungen frühzeitig erkannt werden, können sie schon von Beginn an in Verhaltensexperimenten mitberücksichtigt werden. Ein negatives Selbstbild wird z. B. geprüft, indem der Patient neben eher spezifischen Befürchtungen (z. B. zittern) auch solche globalen Dimensionen (z. B. „Versager sein") einschätzen soll. Durch die Beurteilungen aus unterschiedlichen Perspektiven und Settings der Verhaltensexperimente wird dem Patienten deutlich, dass die Selbsteinschätzung nicht nur sehr variabel, sondern deutlich negativ verzerrt ist.

Umfragen zur Bewertung kritischen Verhaltens durch andere

Eine weitere Methode zur Beeinflussung von globalen Grundüberzeugungen ist die Durchführung der oben beschriebenen Umfragen (vgl. Kasten auf S. 72, 73). So gehen viele Sozialphobiker davon aus, dass Menschen andere immer sehr kritisch bewerten und jede Abweichung von der Norm als persönliche Schwäche oder Versagen interpretieren und verurteilen. Umfragen können demgegenüber verdeutlichen, dass häufig nur ein sehr geringer Anteil der befragten Personen negativ über spezifische Verhaltensweisen oder Symptome urteilt. Perfektionistische oder rigide Regeln können in Verhaltensexperimenten hinterfragt werden, in denen die Bandbreite von sozialen Verhaltensweisen erweitert und die Peinlichkeit von bestimmten Verhaltensweisen getestet wird (s. Kapitel 4.4.4). Patienten überschreiten gezielt eigene problematische, z. B. rigide Regeln sozialer Interaktion und beobachten, wie andere Personen auf diese Regelverletzung reagieren.

Mit Hilfe von Fragebögen (z. B. dem SPK, vgl. Anhang, S. 103) lässt sich im Therapieverlauf erfassen, welche dysfunktionalen Grundüberzeugungen weiterhin bestehen und in nachfolgenden Sitzungen gezielter bearbeitet wer-

Tabelle 3:
Grundlegende Techniken der kognitiven Umstrukturierung

Technik	Ziel	Vorgehen
Kosten-Nutzen-Analyse	Stärkung der Veränderungsmotivation	Gegenüberstellen von Vor- und Nachteilen einer Überzeugung
Pfeil-Abwärts-Technik	Identifizierung von Schemata	Herleitung grundlegender dysfunktionaler Überzeugungen aus negativen automatischen Gedanken
Sokratischer Dialog/Geleitetes Entdecken	Überprüfung von Einschätzungen	Gezieltes Fragen nach Evidenzen
Gedankentagebuch	Identifizierung und Veränderung negativer automatischer Gedanken, die aus einer dysfunktionalen Grundüberzeugung entstammen	Protokollieren und Hinterfragen von negativen automatischen Gedanken; Entwicklung angemessenerer Bewertungen
Tortendiagramme	Differenzierung von Ursachenzuschreibungen	Verdeutlichung möglicher Einflussfaktoren für ein bestimmtes Ereignis

den sollten. Zusätzlich ist es sinnvoll, weitere kognitive Methoden zur Veränderung der Grundüberzeugungen einzusetzen.

Ziel dieser Methoden ist es, dass der Patient durch *Geleitetes Entdecken* seine Überzeugungen bewusst erkennt und lernt, diese zu hinterfragen und nicht mehr automatisch als „wahr" zu betrachten. Tabelle 3 gibt eine allgemeine Übersicht über grundlegende Methoden wieder, die in der kognitiven Therapie zur Identifikation und Veränderung von Grundüberzeugungen verwendet werden.

Neben den bereits in Kapitel 4.5 beschriebenen Techniken stellt das Tortendiagramm eine Möglichkeit dar, einseitige Bewertungen von Ereignissen, z. B. als Hinweis auf eigenes Versagen, zu verdeutlichen. Dabei wird die Bedeutung von Einflussfaktoren durch unterschiedlich große Kreissegmente symbolisiert. Auch die exzessive Gewichtung der Bewertung durch andere Personen lässt sich durch den Einsatz von Tortendiagrammen eindrücklich veranschaulichen. So kann der Therapeut den Patienten bitten, zunächst eine Einschätzung zu geben, welche Bedürfnisse in seinem aktuellen Leben von Bedeutung sind (s. Abbildung 8). Gemeinsam werden nun die Vor- und Nachteile der Gewichtung unterschiedlicher Lebensziele diskutiert und eine ideale Gewichtung der unterschiedlichen Bedürfnisse als Zielzustand in einem weiteren Tortendiagramm veranschaulicht.

Durch die dargestellten Techniken kann die Einsicht in dysfunktionale Überzeugungen vertieft werden. Ein rein intellektuelles Verständnis ist je-

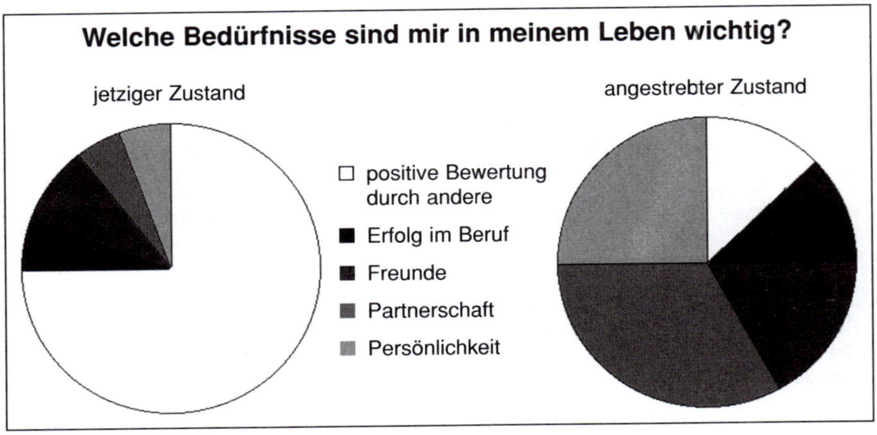

Abbildung 8:
Veranschaulichung der Gewichtung unterschiedlicher Lebensziele in Form eines Tortendiagramms

doch nicht ausreichend, um Grundüberzeugungen zu verändern. Nachhaltige Veränderungen werden meist nur durch unterstützende Erfahrungen im konkreten Lebensalltag erzielt. Deshalb sollten die Schlussfolgerungen aus verbalen Interventionen kontinuierlich anhand von Verhaltensexperimenten validiert werden (s. Kapitel 4.4.1 und 4.4.2).

4.6.2 Überwindung eines negativen Selbstbildes

Die meisten Sozialphobiker, insbesondere des generalisierten Subtyps, haben ein negatives Selbstbild. Aus kognitiver Sicht handelt es sich hierbei um unkonditionale Grundüberzeugungen bezüglich des Selbst (z. B. „Ich bin nicht

Tabelle 4:
Techniken zur verbalen Überprüfung dysfunktionaler Grundüberzeugungen

Technik	Ziel	Vorgehen
Positiv-Tagebuch	Verankerung positiver Eigenschaften im Selbstbild	Systematische Protokollierung von Ereignissen, die einem negativen Selbstbild widersprechen
Bildung von Kontinua	Differenzierung des Selbstbildes	Grafische Darstellung von Zwischenstufen einer Beurteilungsdimension
Profilvergleiche	Differenzierung des Selbstbildes	Operationalisierung von unterschiedlichen Merkmalen für eine Dimension des Selbstbildes

liebenswert“), die im Gegensatz zu konditionalen Überzeugungen (z. B. „Wenn ich zittere, denken andere, ich bin psychisch krank“) nicht an das Auftreten von inakzeptablem Verhalten oder Symptomen gebunden sind. Typisch für ein negatives Selbstbild sind globale Selbstbewertungen wie „unzulänglich, schlecht, unfähig, langweilig, nichts wert, nicht liebenswert“ zu sein. In der Therapie wird die Evidenz solcher Überzeugungen sowohl durch verbale Techniken als auch durch Verhaltensexperimente systematisch geprüft, um ein differenzierteres Bild des Selbst zu erreichen.

Differenzierung von globalen negativen Selbstbewertungen

Profilvergleiche

Da Grundüberzeugungen bezüglich des Selbst wenig differenziert sind, besteht ein erster therapeutischer Schritt häufig in der Operationalisierung der Dimension. Der Therapeut bittet den Patienten, Kriterien anzugeben, die die Selbstbewertungsdimension genauer beschreiben. Zur Grundüberzeugung „Ich bin ein Versager“ könnten z. B. „erfolgreich im Beruf“, „befriedigende Partnerschaft“, „Freunde haben“, „intelligent sein“ und andere Aspekte gehören. Diese Merkmale werden in einer Liste notiert und mit Hilfe von Linien als kontinuierliche Urteilsskalen von „überhaupt nicht zutreffend“ bis „völlig zutreffend“ dargestellt (s. Abbildung 9). Nun bittet der Therapeut den Patienten, zunächst eine Reihe anderer Personen hinsichtlich dieser Merkmale zu beurteilen. Abschließend wird der Patient gebeten, sich selbst auf diesen Dimensionen einzuschätzen. In der Regel erfüllen andere Personen

Einschätzung auf verschiedenen Dimensionen

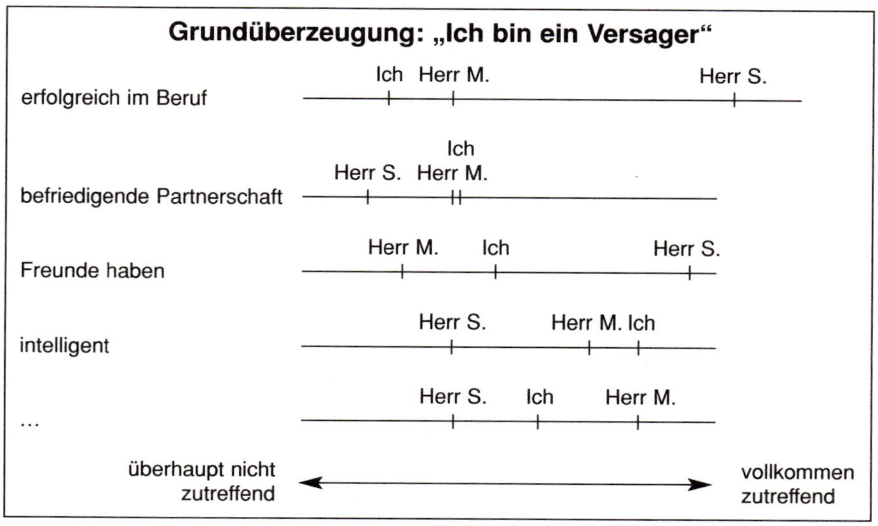

Abbildung 9:
Beispiel Profilvergleich

manche der genannten Merkmale (z. B. ein Versager zu sein) noch stärker als er selbst. Außerdem wird eine große Variabilität in der Beurteilung anderer und der eigenen Person deutlich. Hierdurch kann der Patient erkennen, dass die Beurteilung anderer und von sich selbst als „Versager" oder als „erfolgreich" eine grobe Vereinfachung darstellt.

Kontinua

Grundannahmen entstehen oftmals auf der Grundlage von dichotomem Denken (z. B. entweder ich bin attraktiv oder ich bin langweilig). Durch die Bildung von kontinuierlichen Bewertungsskalen (sog. Kontinua) kann ein solches Alles-oder-Nichts-Denken aufgelöst werden. Hierbei wird eine Dimension (z. B. attraktiv vs. langweilig) ausgewählt und als visuelle Analogskala mit den Endpunkten 0 und 100 aufgezeichnet (s. Abbildung 10). Der Therapeut bittet nun den Patienten, Abstufungen zwischen den Bewertungspolen zu definieren. Dann werden nach und nach die verschiedenen Grade (20, 40 usw.) mit Beispielen versehen. Der Patient kann nun den verschiedenen Ausprägungen Menschen zuordnen, die er kennt. Schließlich gibt er sich selbst einen Platz auf diesem Kontinuum (z. B. 50). Durch die Einschätzung anderer Personen wird deutlich, dass der Patient andere Personen nicht nach der Regel „entweder langweilig oder attraktiv", sondern

Einschätzung verschiedener Personen auf Dimensionen

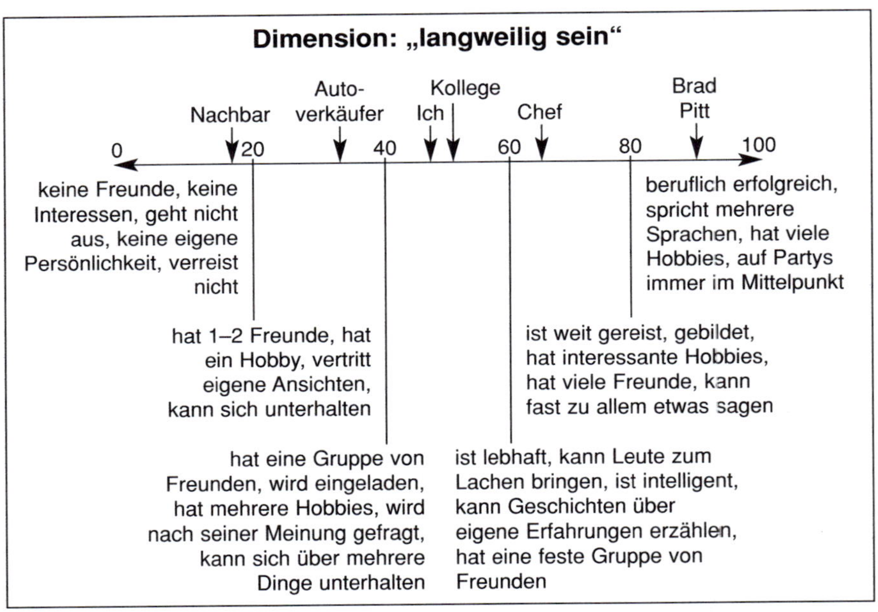

Abbildung 10:
Beispiel Kontinuum

differenzierter, nach der Regel „bestimmte Attribute sind mehr oder weniger vorhanden", einstuft. Der Therapeut kann im anschließenden Sokratischen Dialog mit dem Patienten hinterfragen, weshalb er zur Einschätzung der eigenen Person undifferenziertere Kriterien heranzieht als bei der Bewertung von anderen Menschen.

Vorurteils-Technik und Positiv-Tagebuch

Ein negatives Selbstbild wird dadurch aufrechterhalten, dass negative Erfahrungen selektiv hervorgehoben und positive Erfahrungen nicht wahrgenommen werden. Durch die so genannte Vorurteils-Technik (Padesky, 1993) kann dem Patienten zunächst verdeutlicht werden, wie er sich einseitig und in verzerrter Weise negativ beurteilt und dabei positive Aspekte übergeht. Der Therapeut fragt den Patienten zunächst, ob er jemanden kennt, der Vorurteile in Bezug auf eine Personengruppe (z. B. Arbeitslose, Homosexuelle, Personen aus anderen Ländern) hat. Weiterhin fragt er ihn, wie diese Person mit Beobachtungen umgeht, die das Vorurteil unterstützen; und wie sie mit Beobachtungen umgeht, die gegen das Vorurteil sprechen. In der Regel können als Strategien z. B. Abwertung, Verzerrung, als Ausnahme deklarieren oder Ignorieren herausgearbeitet werden.

Dann wird der Patient gebeten, Möglichkeiten zu nennen, wie man jemandem helfen könnte, diese Vorurteile zu überwinden. Zumeist geben Patienten an, dass sie die Aufmerksamkeit der Person stärker auf die Aspekte lenken würden, die gegen das Vorurteil sprechen. Abschließend leitet der Therapeut den Patienten zu der Erkenntnis, dass seine Grundüberzeugung, „nicht attraktiv", „ein Versager" etc. zu sein, ein Vorurteil darstellt, an dem er hartnäckig festhält.

Festhalten von Ereignissen die der Grundüberzeugung widersprechen

Hierdurch wird eine günstige Begründung für die Einführung eines Positiv-Tagebuchs gegeben. Ziel dieses Tagebuchs ist es, die Aufmerksamkeit für Ereignisse zu erhöhen, die dem negativen Selbstbild widersprechen. Zunächst erstellen Patient und Therapeut eine Liste von möglichen positiven Ereignissen (ca. 5 bis 10), die in der folgenden Woche beobachtet werden können und die der Grundüberzeugung widersprechen. Hier handelt es sich oft um soziale Reaktionen anderer Personen auf den Patienten. So kann ein Patient, der glaubt, nicht liebenswert zu sein, z. B. festhalten, wie oft in der kommenden Woche jedes der folgenden Ereignisse eintritt: Jemand lächelt mich an; jemand fragt mich etwas Persönliches; jemand macht mir ein Kompliment; jemand lädt mich ein; jemand setzt sich neben mich; jemand bleibt mit mir sitzen, wenn andere den Tisch verlassen; jemand tut mir einen Gefallen; jemand hilft mir. Neben dieser Liste werden dann insgesamt sieben Spalten für die Wochentage gezeichnet, in die der Patient dann die jeweiligen Ereignisse einträgt (s. Abbildung 11). Ereignisse, die der Grundüberzeugung entsprechen, werden nicht protokolliert.

Positiv-Tagebuch: „unattraktiv sein“

Mögliche Hinweise auf Attraktivität	Mo.	Di.	Mi.	Do.	Fr.	Sa.	So.
angelächelt werden	✓✓	✓✓✓	✓✓✓✓	✓✓✓	✓✓✓✓	✓✓✓✓✓	✓✓✓✓✓
ein Kompliment bekommen			✓			✓	
eingeladen werden					✓		
um Hilfe gebeten werden	✓✓			✓			
besucht werden						✓	✓

Evidenz pro

- Habe keinen Partner.
- Werde nicht zur Party eingeladen.
- ...
- ...
- ...
- ...

Evidenz contra

- Freund hat sich über Besuch gefreut.
- Nachbar sucht Kontakt zu mir.
- ...
- ...
- ...
- ...

Abbildung 11:
Positiv-Tagebuch

Im Allgemeinen stellt der Patient durch das Positiv-Tagebuch fest, dass es sehr viel mehr Hinweise für eine positive Sichtweise des Selbst gibt, als er bislang wahrgenommen hat, und dass er diese, wie bei Vorurteilen, entweder ignoriert, vergessen, abgewertet oder verzerrt hat. Oftmals berichten Patienten auch von einigen Ereignissen, die eher für die negative Grundüberzeugung sprechen. Diese werden im Rahmen eines Sokratischen Dialoges hinterfragt. Oft gibt es harmlosere Erklärungen für diese Ereignisse als die Gültigkeit der Grundüberzeugung. Beispielsweise bedeutet die Tatsache, dass ein Kollege nur kurz mit ihm sprach, nicht, dass ihm der Patient unsympathisch ist. Andere Erklärungen wären zum Beispiel, dass der Kollege in Eile war, oder dass der Patient auf Grund seines Sicherheitsverhaltens an der Unterhaltung nicht interessiert schien.

4.6.3 Eine neue Sicht vergangener Erfahrungen entwickeln

Ein negatives Selbstbild ist in unterschiedlicher Weise in der Lebensbiografie verankert. Zum einen können frühe Lebenserfahrungen in ungünstiger Weise verarbeitet werden und zur Entstehung und Aufrechterhaltung von Sozialen Phobien beitragen. Auch wenn in der Therapie ungünstige Verarbeitungsprozesse und Bewältigungsstrategien abgebaut und die negativen Grundüberzeugungen erfolgreich bearbeitet werden, kann eine gezielte Modifikation der Erinnerungen an die frühen Erlebnisse notwendig sein. Zum anderen können Patienten mit einem negativen Selbstbild dazu tendieren, positive Ereignisse im Leben selektiv auszublenden und dadurch ein verzerrtes, negatives Konzept ihres bisherigen Lebens herzustellen. Analog zum Positiv-Tagebuch ist es hilfreich, die Überzeugungen hinsichtlich der Lebensbiografie explizit zu prüfen und eine angemessenere Sichtweise zu entwickeln.

Transformation von frühen Erinnerungen in der Vorstellung

Bei der Aufrechterhaltung eines negativen Selbstbildes spielen Erinnerungen an negative biografische Erlebnisse eine wichtige Rolle. Die meisten Personen mit Sozialen Phobien berichten von Erinnerungen an demütigende oder zumindest belastende soziale Erfahrungen (s. Kasten):

Demütigende Erfahrungen, die von Personen mit Sozialen Phobien häufig erinnert werden und in den Vorstellungen wiederkehren:

- Von Autoritäten (z. B. Lehrern) wegen eines Fehlers oder eines Angstsymptoms vor anderen in demütigender Weise kritisiert zu werden.
- Offenes Desinteresse der Eltern bei emotional belastenden Erlebnissen.
- Von Gleichaltrigen gehänselt und ausgelacht zu werden.
- Intensive Angst, in einer peinlichen Situation von anderen entdeckt zu werden.
- Einer ungewohnten Situation ausgesetzt zu sein, ohne zu wissen, wie man sich verhalten soll.
- Körperliche Unzulänglichkeiten und Defekte (Übergewicht, Akne).

Häufig stimmen diese Erinnerungen mit den wiederkehrenden Vorstellungen des „sichtbaren Selbst“ überein, die die Patienten in sozialen Situationen als verzerrte, negative Bilder von sich selbst wie aus der Beobachterperspektive erleben (z. B. „vor versammelter Gruppe ganz klein und mickrig dastehen; wie ein Tollpatsch, der bei einem dummen Fehltritt erwischt wird; mit knallrotem Gesicht“). Da diese Bilder auch durch nachfolgende positive Erfahrungen nicht verändert werden, ist davon auszugehen, dass die Erinnerungen als starre, unveränderte Vorstellungen im Gedächtnis fixiert bleiben und in unterschiedlichen Situationen aktiviert werden.

Ein Behandlungsansatz, der eine direkte Veränderung dieser frühen Erinnerungen in der Vorstellung ermöglicht, ist die „Early Experience Rescripting

Beispiel für eine Transformation von frühen Erinnerungen

Ein Patient, der befürchtet, zu erröten und dabei „dümmlich" auszusehen, war als Kind in der Schule von anderen Mitschülern gehänselt worden. Therapeut und Patient wählten für die Transformation eine besonders schlimme Hänselei aus, an die sich der Patient deutlich erinnerte. Der Therapeut bat den Patienten nun, sich dieses Erlebnis möglichst real vorzustellen. Sobald der Patient die Vorstellung und Gefühle der Scham aus dieser Situation intensiv wiedererlebte, leitete der Therapeut ihn dazu an, sich als sein Erwachsenen-Selbst an sein Kind-Selbst zu wenden und ihm zu erklären, dass es den Kindern, die ihn hänseln, mehr darauf ankam, Macht auszuüben und ihn zu ärgern, als dass sie wirklich so über ihn dachten. Zusätzlich sollte das Erwachsenen-Selbst dem Kind-Selbst erklären, dass die meisten der Personen in seinem weiteren Leben eine andere Sichtweise von ihm einnehmen werden, als es die Hänseleien nahe legen.

Technique" (Padesky & Greenberger, 1995). Ziel dieser Technik ist es, früheren Ereignissen eine weniger verzerrte, negative Bedeutung zu geben. Hierzu exploriert der Therapeut zunächst die verzerrten bildhaften Vorstellungen, die der Patient aktuell in kritischen sozialen Situationen erlebt, und solche frühen biografischen Erfahrungen, die mit diesen Vorstellungen zusammenhängen. Im Gespräch werden zentrale negative Bedeutungen erfasst, die diesen Vorstellungen zu Grunde liegen. Im anschließenden Sokratischen Dialog werden dann gemeinsam alternative Erklärungsmöglichkeiten entwickelt und der Situation wird eine neue, weniger bedrohliche Bedeutung gegeben (Beispiel s. Kasten).

Erinnerungen in der Vorstellung verändern

In der Vorstellung wird der Patient nun angeleitet, die frühe „traumatische" Erfahrung möglichst intensiv wiederzuerleben. Der Therapeut sollte dabei darauf achten, dass auch die emotionalen Erlebnisreaktionen des Patienten aktiviert werden; deshalb sollte mit dem Patienten vorher ein entsprechendes Signal (z. B. rechten Zeigefinger heben) für ein intensives Nacherleben vereinbart werden. Im Folgenden arbeitet der Therapeut aktuelle Informationen aus der kognitiven Umstrukturierung in die Vorstellungen ein, die die Bedeutung des früheren Ereignisses verändern. Eine mögliche Transformation ist z. B. eine stärkere Differenzierung der Motivation der Personen, von denen eine Abwertung oder Demütigung ausgegangen ist.

Ziel der Intervention ist es, dass die neuen Informationen/die neue Sichtweise mit den negativen Erinnerungen des Patienten verknüpft werden. Ein Hinweis auf eine gelungene Verknüpfung ist eine deutliche Veränderung der emotionalen Reaktion des Patienten. Ist dies nicht der Fall, sollten Therapeut und Patient erneut im Sokratischen Dialog prüfen, welche Alternativ-Erklärungen für den Patienten eine hohe Evidenz haben, und diese anschließend in das Transformations-Skript einbauen.

Da bei Sozialen Phobien traumatische Erfahrungen oftmals von anderen Personen, insbesondere Bezugspersonen, ausgehen, können alternative Sichtweisen auch in dyadischen Rollenspielen entwickelt werden (Beck et al., 1995). Hierbei spielt zunächst der Therapeut eine relevante Bezugsperson der Vergangenheit, während der Patient sich selbst spielt. Die in dem Rollenspiel ausgelösten Gedanken und Gefühle werden exploriert und es wird die Bedeutung der Situation herausgearbeitet. Anschließend werden die Rollen getauscht: der Therapeut spielt den Patienten (in der Vergangenheit), während der Patient in die Rolle der Bezugsperson wechselt. Der Patient wird im Anschluss daran aufgefordert, zu beschreiben, welche Gedanken und Empfindungen in ihm (als Bezugsperson) ausgelöst wurden.

Historische Überprüfung

Ereignisse im Lebenslauf finden, die negativen Überzeugungen widersprechen

Personen mit einem negativen Selbstbild konstruieren oftmals ein negatives, verzerrtes Bild ihres Lebens. Dabei werden oftmals Erfahrungen nicht berücksichtigt, die nicht mit dem negativen Schema zu vereinbaren sind. Um Patienten dazu anzuleiten, eine angemessenere Sichtweise ihres bisherigen Lebens zu entwickeln, kann eine „historische Überprüfung" durchgeführt werden. Diese Methode hilft, Erfahrungen in verschiedenen Lebensabschnitten zu „entdecken", die einem negativen Selbstbild widersprechen oder nicht

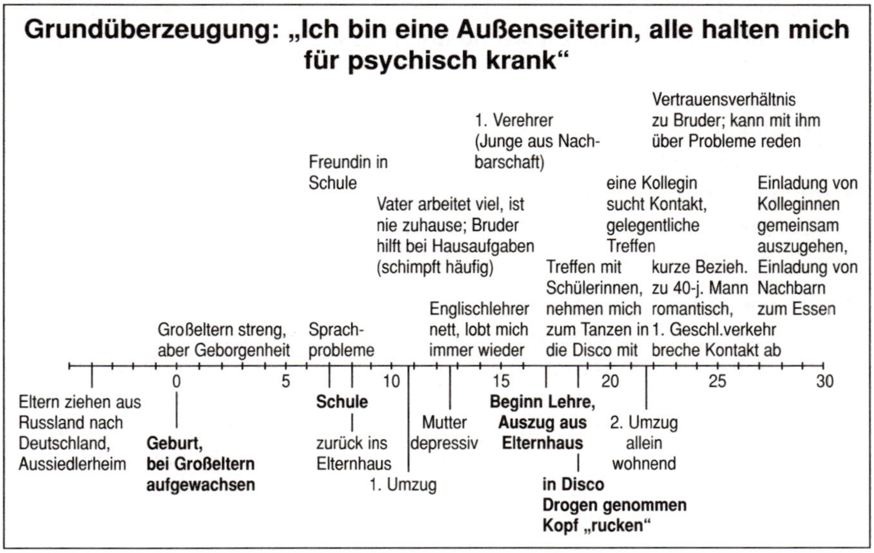

Abbildung 12:
Fallbeispiel „life chart"

mit ihm vereinbar sind (Padesky & Greenberger, 1995). Zum Beispiel kann ein Patient die Grundüberzeugung haben, „nicht liebenswert zu sein". Therapeut und Patient entwickeln zunächst Kriterien, an denen man feststellen kann, ob eine Person für andere „liebenswert ist". Nun bittet der Therapeut den Patienten, die Beziehungen zu relevanten Personen in seinem Leben, beginnend in der frühen Kindheit (ggf. muss auch die Vorgeschichte der Eltern berücksichtigt werden), zu beschreiben. Dabei sollte vermieden werden, den Patienten zu einer unangemessen positiven Bewertung der Ergebnisse zu drängen. Vielmehr sollte ein ausgewogenes und differenziertes Bild der Beziehungen in seinem Leben erreicht werden. In den „Lebenslauf" werden nun solche Erlebnisse eingetragen, die die Kriterien für die Erfahrung von „liebenswert sein" erfüllen und der Grundüberzeugung „nicht liebenswert zu sein" widersprechen. Schließlich bittet der Therapeut den Patienten, die Grundüberzeugung neu zu formulieren und diese zu notieren. Zumeist wird deutlich, dass die negativen Grundüberzeugungen vor dem Hintergrund der frühen Erfahrungen zwar verständlich sind, im aktuellen Leben jedoch nicht mehr angemessen und nützlich sind.

Fallbeispiel für die Bearbeitung eines negativen Selbstbildes

Mit der Patientin wurde folgende Grundüberzeugung herausgearbeitet: „Ich bin eine Außenseiterin, die von anderen für psychisch krank gehalten wird". Mit Hilfe der „Historischen Überprüfung" der Grundüberzeugung wurde deutlich, dass sie auf Grund ihrer Herkunft aus einer kinderreichen Flüchtlingsfamilie schon frühzeitig und unverschuldet in eine soziale Isolation geriet. Die Situation wurde noch verstärkt durch eine Rückzugstendenz im Zuge sozialphobischer Ängste, die die Patientin nach einer traumatisierenden Situation (in der Disco unter Drogeneinfluss mit dem Kopf rucken) entwickelte. In der Folgezeit hatte sie alle sich bietenden Kontaktmöglichkeiten konsequent vermieden und war bis zum aktuellen Zeitpunkt keine engere Beziehung zu einem Partner oder einer Freundin eingegangen. Hierdurch war das Schema einer Außenseiterin aufrechterhalten worden.

In der Therapie wurden nun Kriterien besprochen, woran die Patientin erkennen kann, dass andere sie nicht als Außenseiterin ausschließen, sondern Kontakt zu ihr suchen. Anhand eines Positiv-Tagebuchs wurde der Patientin deutlich, dass andere Menschen in ihrem gegenwärtigen Leben immer wieder versuchen, auf sie zuzugehen und Kontakt zu suchen. In kleinen Schritten lernte sie, auf die Versuche anderer zur Kontaktaufnahme positiv zu reagieren. Als wichtigste Hilfe stellten sich Verhaltensexperimente heraus, in denen sie ihre negativen Erwartungen hinsichtlich der Ablehnung anderer überprüfen und widerlegen konnte. So wurde vereinbart, dass sie ihre Bekannten zu einem Kaffeetrinken einlädt; sie erwartete, dass niemand ihrer Einladung folgen würde, da die Bekannten kein

Interesse an einem Kontakt zu ihr hätten. Zu ihrer großen Überraschung kamen vier von fünf eingeladenen Bekannten; eine sagte ihr wegen eines dringenden Arbeitsgruppentermins ab. Aus unterschiedlichen Äußerungen konnten Therapeut und Patientin ableiten, dass die Bekannten gerne zu ihr gekommen waren und interessiert an einem Kontakt zu ihr waren. Eine der Bekannten brachte sogar ein kleines Geschenk mit. Sie konnte das Treffen entgegen ihren Erwartungen auch genießen und sich über persönliche Themen unterhalten. Ausgehend von der positiven Erfahrung wurden weitere Verhaltensexperimente (sich zum Kino verabreden, der Einladung zu einer Geburtstagsfeier folgen) vereinbart, in denen nun die Grundüberzeugung „Andere Menschen lehnen mich ab, wenn sie mich kennen lernen, wie ich wirklich bin" überprüft wurde. Ein wichtiger Schritt war das Testen der Peinlichkeit des Kopfruckens: Die Patientin zeigte gezielt das Symptom gegenüber einer Freundin und beobachtete, dass diese nicht auf das Symptom reagierte. Als sie sie darauf ansprach, erklärte die Freundin, dass sie manchmal selbst ruckartige Bewegungen mache, diesen aber keine weitere Bedeutung beimesse. Obwohl die Patientin nur langsam ihren Rückzug überwinden konnte, machte sie stetig Fortschritte. Sie konnte nun zunehmend Stärken und Schwächen in ihren Fähigkeiten differenzieren. Es gelang ihr schließlich, einen engeren Kontakt zu einer Freundin aufzubauen, der ihr Selbstbewusstsein sehr stärkte.

4.7 Rückfallprophylaxe, Therapieabschluss und Auffrischungssitzungen

Therapieevaluation. Zum Therapieabschluss wird eine Bewertung vorgenommen, in welchem Ausmaß die Therapieziele erreicht wurden. Zur objektiveren Beurteilung des Therapieerfolges ist die erneute Vorlage der Fragebögen sinnvoll, die bereits zum Therapiebeginn ausgefüllt wurden. Im Vordergrund steht eine Bilanzierung im Gespräch, in dem die Erfolge und Fortschritte gegenüber Therapiebeginn festgehalten werden.

Abfassen einer „Therapiegeschichte". Um den Patienten zu motivieren, die Vorbereitung auf Rückfälle ernst zu nehmen, weist der Therapeut auf die geringe Wahrscheinlichkeit hin, dass der Patient niemals mehr in seinem Leben Angst in sozialen Situationen erleben wird. Deshalb sollten die letzten beiden Sitzungen auch dafür genutzt werden, den Patienten gezielt auf Rückfälle vorzubereiten.

Um die Fortschritte zu verdeutlichen und Handlungsempfehlungen für Rückfallsituationen festzuhalten, kann der Patient dazu angeregt werden, seine persönliche „Therapiegeschichte" niederzuschreiben (Fennell, 1999). Hier-

Persönliche Therapieerfahrungen aufschreiben

bei schreibt der Patient aus persönlicher Sicht auf, welche Anregungen er aus der Therapie hilfreich fand und für die Zukunft festhalten möchte. Eine solche, weniger vorstrukturierte Zusammenfassung gibt dem Therapeuten Gelegenheit, die subjektive Perspektive des Patienten besser nachzuvollziehen und ggf. auch solche Aspekte zu besprechen, die dem Patienten noch unklar sind.

„Blaupause“. Eine strukturiertere Form stellt die sog. Blaupause dar. Diese Methode hat den Vorteil, dass die Erfahrungen des Patienten gezielt auf zukünftige Rückfallsituationen zugeschnitten sind. Es hat sich als günstig erwiesen, hierbei folgende Fragen vorzugeben:

„Blaupause“ zur Rückfallprophylaxe

1. Wie hat sich die soziale Angst oder das niedrige Selbstwertgefühl entwickelt?
2. Was trägt dazu bei, dass die Soziale Phobie aufrechterhalten wird?
3. Was habe ich im Laufe der Therapie gelernt?
4. Welches sind meine hauptsächlichen negativen automatischen Gedanken in problematischen Situationen gewesen?
5. Welches sind die rationalen Antworten (angemessenen Gedanken) zu diesen negativen automatischen Gedanken?
6. Wie kann ich das, was ich gelernt habe, weiter ausbauen?
7. Was kann bei mir einen Rückfall auslösen?
8. Wie sollte ich mit Risikosituationen in der Zukunft umgehen?
9. Wenn ich einen Rückfall habe, was kann ich dann tun?
10. Gibt es andere Dinge, die ich in der Therapie gelernt habe und an die ich mich erinnern sollte?

Die Fragen werden in der Therapiesitzung durchgegangen, so dass der Patient sich hierzu Notizen machen kann. Die weitere Ausarbeitung eines „Blaupause“-Zettels kann der Patient dann als Hausaufgabe übernehmen. Die Antworten zu den Fragen sollten jedoch in jedem Fall ausführlich in der Therapie besprochen werden.

Auffrischungssitzungen in längeren Zeitabständen

Vereinbarung von Auffrischungssitzungen. Zur längerfristigen Therapiekontrolle sind sog. Auffrischungssitzungen („Booster“-Sitzungen) hilfreich. Sie dienen dazu, die Therapieinhalte mit Hilfe der „Blaupause“ in konzentrierter Form zu wiederholen und eventuell aufgetretene Probleme aufzugreifen. Sie sind zugleich auch Ansporn für den Patienten, weiter an seinen Problemen zu arbeiten und ungünstigen Entwicklungen, z. B. Vermeidungstendenzen oder Sicherheitsverhalten, frühzeitig zu begegnen. Ein bewährter Rhythmus für diese Sitzungen sind drei Sitzungen in monatlichen Abständen oder z. B. Sitzungen nach drei Monaten, nach einem halben Jahr und schließlich nach einem Jahr.

5 Effektivität

5.1 Effektivität des dargestellten Behandlungsansatzes

Die Effektivität des in diesem Buch beschriebenen Behandlungsansatzes wurde in mehreren Studien nachgewiesen. Die Arbeitsgruppe von Clark führte drei Studien durch. In einer Pilotstudie erhielten zunächst 15 sozialphobische Patienten bis zu 16 Behandlungssitzungen. Die Behandlung führte zu enormen Veränderungen in verschiedenen Maßen der Sozialen Phobie. Die Effekte waren etwa doppelt so groß wie die bisher berichteten Effekte anderer kognitiv-verhaltenstherapeutischer Programme (Clark, 1999).

In einer randomisierten Therapiestudie verglichen Clark et al. (2003) daraufhin drei Behandlungsbedingungen bei Patienten mit generalisierter Sozialen Phobie: das in diesem Buch beschriebene Therapieprogramm (bis zu 16 wöchentliche Sitzungen), die Kombination eines selektiven Serotonin-Wiederaufnahme-Hemmers (SSRI, Fluoxetin) mit Expositions-Instruktionen und die Kombination von Placebo mit Expositions-Instruktionen. Die kognitive Therapie war zu allen Untersuchungszeitpunkten signifikant besser als die anderen Bedingungen. Die Effektstärken für die kognitive Therapie lagen zwischen d = 2,14 (Ende der wöchentlichen Sitzungen) und d = 2,57 (3-Monats-Katamnese). Das bedeutet, dass die psychologische Behandlung zu einer Verbesserung der sozialphobischen Symptomatik von mehr als zwei Standardabweichungen führte.

Kognitive Therapie effektiver als Serotonin-Wiederaufnahme-Hemmer

In einer schwedischen Studie (Mörtberg et al., eingereicht) wurde kürzlich das Ergebnis von Clark et al. (2003), dass der in diesem Buch beschriebene Behandlungsansatz wirksamer ist als die Behandlung mit selektiven Serotonin-Wiederaufnahme-Hemmern (SSRI), repliziert. Die Effektstärken in dieser Untersuchung entsprachen denen der Studien von Clark und Mitarbeitern.

In einer weiteren randomisierten Therapiestudie verglichen Clark et al. (2003, in Druck) die Wirksamkeit der kognitiven Therapie (bis zu 14 wöchentliche Sitzungen) mit der Expositions-Therapie (in Kombination mit der Angewandten Entspannung nach Öst) und einer Wartelisten-Kontrollgruppe. Beide Behandlungsbedingungen waren wirksam und der Kontrollbedingung signifikant überlegen. Die kognitive Therapie mit Effektstärken von d = 2,39 (Ende der wöchentlichen Sitzungen) und d = 2,41 (3-Monats-Katamnese) war signifikant wirksamer als die Expositions-Therapie (d = 1,25 und d = 1,28). Die 1-Jahres-Katamnese zeigte, dass die Behandlungserfolge in beiden Bedingungen stabil blieben.

Kognitive Therapie effektiver als Exposition

Schließlich verglichen Stangier et al. (2003) in einer randomisierten Therapiestudie eine Einzeltherapie mit einem Gruppentherapieprogramm. Beide Ansätze lehnten sich jeweils an das Modell von Clark und Wells (1995) an. Das Ergebnis der Studie war eine signifikante Überlegenheit der Einzel-

Einzeltherapie ist Gruppentherapie überlegen

therapie gegenüber dem Gruppentherapieprogramm. Im Gegensatz zu den Studien von Clark und Mitarbeitern wurden in dieser Studie Verhaltensexperimente vorwiegend in der ersten Hälfte der Therapie durchgeführt. Dies mag einer der Gründe sein, weshalb die Effektivität der Behandlung insgesamt niedriger lag als in den Studien von Clark et al. (2003, in Druck). Dennoch wurden auch in der Studie von Stangier et al. in der Einzeltherapie große Effektstärken von d = 1,17 (Behandlungsabschluss) und d = 1,57 (6-Monats-Katamnese) erzielt.

In einer weiteren Studie wurden die kognitive Therapie und die Interpersonelle Psychotherapie hinsichtlich ihrer Wirksamkeit bei Patienten mit Sozialer Phobie verglichen (Stangier et al., in Vorb.). Nach Behandlungsabschluss zeigten sich in beiden Therapieansätzen signifikante Verbesserungen gegenüber der Warte-Kontrollgruppe. Die kognitive Therapie wies jedoch in der Fremdbeurteilung eine signifikante und in der Selbstbeurteilung eine tendenzielle Überlegenheit gegenüber der Interpersonellen Psychotherapie auf. Die Effektstärken lagen in der Liebowitz-Skala für die kognitive Therapie bei d = 1.45 und in der Interpersonellen Therapie bei d = 1.25.

5.2 Effektivität anderer verhaltenstherapeutischer Methoden

Es liegen eine Reihe von Meta-Analysen zur Effektivität von verhaltenstherapeutischen Programmen bei der Sozialen Phobie vor (z. B. Federoff & Taylor, 2001; Hood & Nutt, 2001). Für Expositions-Therapien wurden mittlere Effektstärken zwischen 0,82 und 1,08 gefunden. Soziale Kompetenztrainings (d = 0,64) und Angewandte Entspannung (d = 0,51) erwiesen sich nur als moderat wirksam. Kognitiv-verhaltenstherapeutische Gruppenprogramme erzielten eine mittlere Effektstärke zwischen 0,84 und 1,06. Diese Programme unterschieden sich von dem hier beschriebenen Behandlungsansatz in mehrfacher Hinsicht. Zum einen fehlen ihnen einige der therapeutischen Elemente wie die Demonstration der negativen Effekte von Selbstaufmerksamkeit und Sicherheitsverhalten, Videofeedback und Imaginationsübungen. Zum anderen werden in früheren Programmen Expositionsübungen mit einem Habituations-Rational eingesetzt und nicht, wie hier beschrieben, als systematischer Test der eigenen Überzeugungen. Auch fehlte der explizite Schwerpunkt auf die Lenkung der Aufmerksamkeit nach außen und auf die Aufgabe von Sicherheitsverhalten.

Soziales Kompetenztraining und Entspannung weniger effektiv

5.3 Medikamentöse Behandlung

Zur pharmakotherapeutischen Behandlung der Sozialen Phobie liegt eine Reihe von Studien vor, die auf die Wirksamkeit von Medikamenten aus unterschiedlichen Substanzklassen hinweisen. Nach der Metaanalyse von Fedorof und Taylor (2001) weisen Benzodiazepine (Tranquilizer) und Selektive Serotonin-Wiederaufnahme-Hemmer (SSRIs) die stärksten Kurzzeiteffekte auf. Berücksichtigt man das hohe Abhängigkeitsrisiko von Benzodiazepinen, so sind SSRIs im Hinblick auf Verträglichkeit, Sicherheit und Beeinflussung komorbider Störungen den anderen Medikamenten insgesamt überlegen. Dabei ist die durchschnittliche Effektstärke (d = 1,70) höher als die der in der Metaanalyse berücksichtigten psychologischen Behandlungsansätze. Allerdings korrigieren die zwischenzeitlich durchgeführten Studien mit SSRIs (Blanco et al., 2002; Clark et al., 2003) dieses Bild; danach sind die Effektstärken von SSRIs bezüglich der ermittelten Effektstärken (d = 0,90) mit kognitiv-behavioralen Ansätzen vergleichbar. Auch in den bisher vorliegenden Studien ist eine Überlegenheit der Pharmakotherapie nicht belegt. Zwar zeigte sich kurzfristig eine Unterlegenheit kognitiv-behavioraler Gruppentherapie gegenüber Phenelzin (Heimberg et al., 1999), jedoch war der in diesem Buch beschriebene kognitive Ansatz einer Behandlung mit dem SSRI Fluoxetin und zusätzlichen Instruktionen zur Selbstexposition deutlich überlegen (Clark et al., 2003).

Effekte von Serotonin-Wieder-aufnahme-Hemmern weniger nachhaltig

Die Langzeiteffekte von SSRIs wurden bisher nur in wenigen Studien erfasst und sind im Vergleich zu kognitiver Therapie deutlich ungünstiger (Liebowitz et al., 1999; Clark et al., 2003). Insgesamt sprechen die Ergebnisse dafür, dass die Wirkung der pharmakologischen Behandlung mit SSRIs im Vergleich zu kognitiver Therapie weniger nachhaltig ist und nach dem Absetzen der Medikamente mit einer erhöhten Rückfallquote zu rechnen ist.

6 Literatur

Abbott, M. J. & Rapee, R. M. (2004). Post-event rumination and negative self-appraisal in social phobia before and after treatment. *Journal of Abnormal Psychology, 113,* 136–144.

Alden, L. E. & Taylor, C. T. (2004). Interpersonal processes in social phobia. *Clinical Psychology Review, 24,* 857–882.

APA [American Psychiatric Association] (1980). *Diagnostic and statistical manual of mental disorders* (3rd ed.). Washington, DC: American Psychiatric Association.

APA [American Psychiatric Association] (2000). *Diagnostic and Statistical Manual of Mental Disorders DSM-IV-TR* (Text Revision). Washington, DC: American Psychiatric Association.

Asendorpf, J. B. (2002). Risikofaktoren in der Kindheit für soziale Phobien im Erwachsenenalter. In U. Stangier & T. Fydrich (Hrsg.), *Soziale Phobie und Soziale Angststörung* (S. 246–263). Göttingen: Hogrefe.

Baldwin, M. W. & Main, K. J. (2001). Social anxiety and the cued activation of relational knowledge. *Personality and Social Psychology Bulletin, 27,* 1637–1647.

Beck, A. T., Emery, G. & Greenberg, R. L. (1985). *Cognitive Therapy and the emotional disorders.* New York: International University Press.

Beck, J. (1998). *Praxis der Kognitiven Therapie.* Weinheim: Beltz PVU.

Biederman, J., Hirshfeld-Becker, D. R., Rosenbaum, J. F., Herot, C., Friedman, D. & Snidman, N. (2001). Further evidence of association between behavioral inhibition and social anxiety in children. *American Journal of Psychiatry, 158,* 1673–1679.

Blanco, C., Antia, S. X. & Liebowitz, M. R. (2002). Pharmacotherapy of Social Anxiety Disorder. *Biological Psychiatry, 51,* 109–120.

Clark, D. M. (1999). Anxiety disorders: why they persist and how to treat them. *Behaviour Research and Therapy, 37,* S5–S27.

Clark, D. M. & Ehlers, A. (2002). Soziale Phobie: Eine kognitive Perspektive. In U. Stangier & T. Fydrich (Hrsg.), *Soziale Phobie und soziale Angststörung* (S. 157–180). Göttingen: Hogrefe.

Clark, D. M. & Wells, A. (1995). A cognitive model of social phobia. In R. G. Heimberg, M. Liebowitz, D. Hope & F. Schneier (Eds.), *Social Phobia: Diagnosis, assessment, and treatment* (pp. 69–93). Guilford: New York.

Clark, D. M., Ehlers, A., Hackmann, A., McManus, F., Fennell, M. J. V., Grey, N., Waddington, L. & Wild, J. (in Druck). Cognitive therapy and exposure plus applied relaxation in the treatment of social phobia. *Journal of Consulting and Clinical Psychology.*

Clark, D. M., Ehlers, A., McManus, F., Hackmann, A., Fennell, M. J. V., Campbell, H., Flower, T., Daverport, C. & Louis, B. (2003). Cognitive therapy versus fluoxetine plus self-exposure in the treatment of generalized social phobia (social anxiety disorder): a randomized controlled trial. *Journal of Consulting and Clinical Psychology, 71,* 1058–1068.

Connor, K. M., Davidson, J. R. T., Churchill, L. E., Sherwood, A., Foa, E. & Weisler, R. H. (2000). Psychometric Properties of the Social Phobia Inventory (SPIN). *British Journal of Psychiatry, 176,* 379–386.

Davidson, R. J. (2002). Anxiety and Affective Style: Role of Prefrontal Cortex and Amygdala. *Biological Psychiatry, 51,* 68–80.

Fedoroff, I. C. & Taylor, S. (2001). Psychological and pharmacological treatments of social phobia: a meta-analysis. *Journal of Clinical Psychopharmacology, 21,* 311–324.

Fennell, M. J. V. (1999). *Overcoming low self-esteem.* London: Robinson.

Furmark, T., Tillfors, M., Marteinsdottir, I., Pissiota, A., Langstöm, B. & Frederikson, M. (2002). Common changes in cerebral blood flow in patients with social phobia treated with citalopram or cognitive-behavioral therapy. *Archives of General Psychiatry, 59,* 425–433.

Fydrich, T., Scheurich, A. & Kasten, E. (1995). *Fragebogen zur sozialen Angst.* Deutsche Bearbeitung des Social Phobia and Anxiety Inventory (SPAI) von Turner und Beidel. Heidelberg: Psychologisches Institut der Universität.

Hackmann, A., Clark, D. M. & McManus, F. (2000). Recurrent images and early memories in social phobia. *Behaviour Research and Therapy, 38,* 601–610.

Heimberg, R. G., Liebowitz, M. R., Hope, D. A., Schneier, F. R., Holt, C. S., Welkowitz, L., Juster, H. R., Campeas, R., Bruch, M. A., Cloitre, M., Fallon, B. & Klein, D. F. (1998). Cognitive-behavioral group therapy versus phenelzine in social phobia: 12 week outcome. *Archives of General Psychiatry, 55,* 1133–1141.

Heimberg, R. G., Stein, M. B., Hiripi, E. & Kessler, R. C. (2000). Trends in the prevalence of social phobia in the United States: a synthetic cohort analysis of changes over four decades. *European Psychiatry, 15,* 29–37.

Hermann, C. (2002). Neurobiologische Aspekte und lerntheoretische Grundlagen der Sozialen Phobie. In U. Stangier & T. Fydrich (Hrsg.), *Soziale Phobie und Soziale Angststörung* (S. 112–156). Göttingen: Hogrefe.

Hinrichsen, H. & Clark, D. M. (2003). Anticipatory processing in social anxiety: two pilot studies. *Journal of Behavior Therapy and Experimental Psychiatry, 34,* 205–218.

Hood, S. D. & Nutt, D. J. (2001). Psychopharmacological treatments: an overview. In W. R. Crozier & L. E. Alden (Eds). *International Handbook of Social Anxiety* (pp. 471–504). Chichester: Wiley.

Kagan, J., Reznick, J. S., Clarke, C., Snidman, N. & Garcia Coll, C. (1984). Behavioral inhibition to the unfamilar. *Child Development, 55,* 2212–2225.

Kaye, W. H., Bulik, C. M., Thornton, L., Barbarich, N., Masters, K. & Price Foundation Collaborative Group (2004). Comorbidity of Anxiety Disorders With Anorexia and Bulimia Nervosa. *American Journal of Psychiatry, 161,* 2215–2221.

Keller, M. B. (2003). The lifelong course of social anxiety disorder: a clinical perspective. *Acta Psychiatrica Scandinavica, 108* (Suppl. 417), 85–94.

Kendler, K. S., Karkowski, L. M. & Prescott, C. A. (1999). Fears and phobias: Reliability and heritability. *Psychological Medicine, 29* (3), 539–553.

Lieb, R., Wittchen, H.-U., Hoefler, M., Fuetsch, M., Stein, M. B. & Merikangas, K. R. (2000). Parental psychopathology, parenting styles, and the risk of social phobia in offspring: a prospective-longitudinal community study. *Archives of General Psychiatry, 57,* 859–866.

Liebowitz, M. R. (1987). Social Phobia. *Modern Problems of Pharmacopsychiatry, 22,* 141–173.

Liebowitz, M. R., Heimberg, R. G., Schneier, F. R., Hope, D. A., Davies, S., Holt, C. S., Goetz, D., Juster, H. R., Lin, S. H., Bruch, M. A., Marshall, R. D. & Klein, D. F. (1999). Cognitive-behavioral group therapy versus Phenelzine in social phobia: long term outcome. *Depression and Anxiety, 10,* 89–98.

Magee, W. J., Eaton, W. W., Wittchen, H.-U., McGonagle, K. A. & Kessler, R. C. (1996). Agoraphobia, Simple Phobia, and Social Phobia in the National Comorbidity Survey. *Archives of General Psychiatry, 53,* 159–168.

Margraf, J., Schneider, S. & Ehlers, A. (1994). *Diagnostisches Interview bei psychischen Störungen (DIPS).* Heidelberg: Springer.

Marks, I. & Gelder, M. (1966). Different ages of onset in varieties of phobias. *American Journal of Psychiatry, 123,* 218–221.

Mattick, R. P. & Clarke, J. C. (1998). Development and validation of measures of social phobia scrutiny fear and social interaction anxiety. *Behaviour Research and Therapy, 20,* 3–23.

Mörtberg, E., Clark, D. M., Sundin, O. & Åberg-Wistedt, A. (eingereicht). Individual and group cognitive therapy vs. treatment as usual in social phobia: A randomized controlled study.

Mulken, S., Bogels, S. M., de Jong, P. J. & Louwers, J. (2001). Fear of blushing: effects of task concentration training versus exposure in vivo on fear and physiology. *Journal of Anxiety Disorders, 15,* 413–432.

Narrow, W. E., Rae, D. S., Robins, L. N. & Regier, D. A. (2002). Revised prevalence estimates of mental disorders in the United States. *Archives of General Psychiatry, 59,* 115–123.

Nelson, E. C., Grant, J. D., Bucholz, K. K., Glowinski, A., Madden, P. A. F. & Reich, W. (2000). Social phobia in a population-based female adolescent twin sample: Co-morbidity and associated suicide-related symptoms. *Psychological Medicine, 30,* 797–804.

Öhman, A., Dimberg, U. & Öst, L.-G. (1985). Animal and social phobias: Biological constraints on learned fear responses. In S. Reiss & R. R. Bootzin (Eds.), *Theoretical issues in behavior therapy* (pp. 123–173). New York: Academic Press.

Padesky, C. A. (1993). Schema as self-prejudice. *International Cognitive Therapy Newsletter 5/6,* 16–17.

Padesky, C. A. & Greenberger, D. (1995). *Clinician's guide to Mind over mood.* New York: Guilford Press.

Rapee, R. & Spence, S. H. (2004). The etiology of social phobia: Empirical evidence and an initial model. *Clinical Psychology Review, 24,* 737–767.

Schneider, F., Weiss, U., Kessler, C., Müller-Gärtner, H. W., Posse, S., Salloum, J. B., Grodd, W., Himmelmann, F., Gaebel, W. & Birbaumer, N. (1999). Subcortical correlates of differential classical conditioning of aversive emotional reactions in social phobia. *Biological Psychiatry, 45,* 863–871.

Spurr, J. M. & Stopa, L. (2002). Self-focused attention in social phobia and social anxiety. *Clinical Psychology Review, 22,* 947–975.

Stangier, U. & Heidenreich, T. (2005). Die Liebowitz Soziale Angst-Skala (LSAS). In Collegium Internationale Psychiatriae Scalarum CIPS (Hrsg.), *Internationale Skalen für Psychiatrie.* Göttingen: Beltz.

Stangier, U. & Steffens, M. (2001). *Social Phobia Inventory* – Deutsche Fassung. Unveröffentlichtes Manuskript. Frankfurt: Psychologisches Institut der Universität.

Stangier, U., Heidenreich, T. & Peitz, M. (2003). *Kognitive Verhaltenstherapie bei Sozialer Phobie – ein Behandlungsmanual.* Weinheim: Beltz.

Stangier, U., Heidenreich, T. & Schermelleh-Engel, K. (2006). Safety behaviors and social performance in patients with generalized social phobia. *Journal of Cognitive Psychotherapy, 20,* 17–32.

Stangier, U., Heidenreich, T., Berardi, A., Golbs, U. & Hoyer, J. (1999). Die Erfassung sozialer Phobie durch die Social Interaction Anxiety Scale (SIAS) und die Social Phobia Scale (SPS). *Zeitschrift für Klinische Psychologie, 28,* 28–36.

Stangier, U., Heidenreich, T., Peitz, M., Lauterbach, W. & Clark, D. M. (2003). Cognitive therapy for social phobia: individual versus group treatment. *Behaviour Research and Therapy, 41,* 991–1007.

Stangier, U., Heidenreich, T., Schramm, E., Berger, M. & Clark, D. (2006). *Cognitive therapy vs. Interpersonal Psychotherapy in the treatment of social phobia: a randomized controlled trial.* Manuscript in preparation.

Stein, M. B. & Kean, Y. M. (2000). Disability and quality of life in social phobia: epidemiologic findings. *American Journal of Psychiatry, 157,* 1606–1613.

Stein, M. B., Goldin, P. R., Sareen, J., Zorrilla, L. T. & Brown, G. G. (2002). Increased amygdala activation to angry and contemptuous faces in generalized social phobia. *Archives of General Psychiatry, 59,* 1027–1034.

Stopa, L. & Clark, D. M. (2000). Social phobia and interpretation of social events. *Behaviour Research and Therapy, 38,* 273–283.

Straube, T., Kolassa, I. T., Glauer, M., Mentzel, H. J. & Miltner, W. H. (2004). Effect of task conditions on brain responses to threatening faces in social phobics: An event-related functional magnetic resonance imaging study. *Biological Psychiatry, 56,* 921–930.

Thompson, S. & Rapee, R. M. (2002). The effect of situational structure on the social performance of socially anxious and non-anxious participants. *Journal of Behavior Therapy and Experimental Psychiatry, 33,* 91–102.

Tillfors, M., Furmark, T., Marteinsdottir, I., Fischer, H., Pissiota, A., Långström, B. & Fredrikson, M. (2001). Cerebral blood flow in subjects with social phobia during stressful speaking tasks: a PET study. *American Journal of Psychiatry, 158,* 1220–1226.

Turner, S. M., Beidel, D. C., Dancu, C. V. & Stanley, M. A. (1989). An empirically derived inventory to measure social fears and anxiety: The social phobia and anxiety inventory (SPAI). *Psychological Assessment, 1,* 35–40.

Ullrich de Muynck, R. & Ullrich, R. (1977). *Der Unsicherheitsfragebogen* (Testmanual U). München: Pfeiffer.

Wells, A. (1997). *Cognitive Therapy of Anxiety. A Practical Guide.* New York: John Wiley.

Wells, A., Clark, D. M., Salkovskis, P., Ludgate, J., Hackman, A. & Gelder, M. (1995). Social phobia: The role of in-situation safety behaviors in maintaining anxiety and negative beliefs. *Behavior Therapy, 26,* 153–161.

Wells, A., White, J. & Carter, K. (1997). Attention training: Effects on anxiety and beliefs in panic and social phobia. *Clinical Psychology and Psychotherapy, 4,* 226–232.

WHO [Weltgesundheitsorganisation] (1991). *Internationale Klassifikation psychischer Störungen, ICD-10 Kapitel V.* Hrsg. von H. Dilling, W. Mombour & M. Schmidt. Bern: Hans Huber.

Wittchen, H.-U., Stein, M. B. & Kessler, R. C. (1999). Social fears and social phobia in a community sample of adolescents and young adults: Prevalence, risk factors and comorbidity. *Psychological Medicine, 29,* 309–323.

Wittchen, H.-U. & Fehm, L. (2003). Epidemiology and natural course of social fears and social phobia. *Acta Psychiatrica Scandinavica, 108* (Suppl. 417), 4–18.

Wittchen, H.-U., Zaudig, M. & Fydrich, T. (1997). *Strukturiertes Klinisches Interview für DSM-IV (SKID-I und SKID-II).* Göttingen: Hogrefe.

Zimmerman, M., Chelminski, I. & McDermut, W. (2002). Major depressive disorder and axis I diagnostic comorbidity. *Journal of Clinical Psychiatry, 63,* 187–193.

Zimmermann, P., Wittchen, H.-U., Höfler, M., Pfister, H., Kessler, R. C. & Lieb, R. (2003). Primary anxiety disorders and the development of subsequent alcohol use disorders: a 4-year community study of adolescents and young adults. *Psychological Medicine, 33,* 1211–1222.

7 Anhang

Sozialphobie-Wochenprotokoll (SWP)

Name: ______________________________ Datum: __________

Kreuzen Sie bitte auf der nachfolgenden Skala an, wie stark Ihre Angst in der letzten Woche war:

0	1	2	3	4	5	6	7	8
gar keine		leicht		mittelstark		ziemlich		sehr stark

Kreuzen Sie bitte auf der nachfolgenden Skala an, wie oft Sie in der letzten Woche schwierige Situationen oder Aspekte von diesen vermieden haben:

0	1	2	3	4	5	6	7	8
überhaupt nicht		kaum		manchmal		oft		immer

Bitte kreuzen Sie auf der nachfolgenden Skala an, in welchem Ausmaß Ihre Aufmerksamkeit während der letzten Woche in schwierigen sozialen Situationen auf Sie selbst oder auf die äußere Situation gerichtet war:

0	1	2	3	4	5	6	7	8
völlig nach außen				Beides zu gleichen Teilen				völlig auf mich selbst

Bitte kreuzen Sie auf der nachfolgenden Skala an, wie oft Sie in der letzten Woche vor sozialen Situationen daran gedacht haben, dass das Bevorstehende schief gehen könnte:

0	1	2	3	4	5	6	7	8
überhaupt nicht		kaum		manchmal		oft		immer

Bitte kreuzen Sie auf der nachfolgenden Skala an, wie häufig Sie nach sozialen Situationen diese im Geiste noch einmal durchgegangen sind:

0	1	2	3	4	5	6	7	8
nie		kaum		manchmal		oft		immer

Bitte kreuzen Sie auf der nachfolgenden Skala an, wie stark/aktiv Sie soziale Situationen in der letzten Woche aufgesucht haben:

0	1	2	3	4	5	6	7	8
nicht		kaum		mittelstark		oft		sehr stark

Wie oft haben Sie in der letzten Woche Verhaltensexperimente durchgeführt?

___ Mal

Fragebogen zu Sozialphobischen Kognitionen (SPK)*

Name: ______________________________ Datum: __________

Auf diesem Blatt finden Sie einige Gedanken, die Leuten durch den Kopf gehen, wenn sie nervös oder ängstlich sind. Bitte notieren Sie zunächst auf der **linken** Seite, wie oft in der letzten Woche jeder dieser Gedanken aufgetreten ist, dann auf der **rechten** Seite, wie überzeugt Sie von dem Gedanken sind. Dabei bedeutet

1 = Gedanke tritt **nie** auf
2 = Gedanke tritt **selten** auf
3 = Gedanke tritt **in der Hälfte der Situationen** auf, in denen ich nervös bin
4 = Gedanke tritt **regelmäßig** auf
5 = Gedanke tritt **immer** auf, wenn ich nervös bin

Wie häufig ist Gedanke aufgetreten?
↓

___	Ich werde nichts mehr sagen können	___
___	Ich bin unsympathisch	___
___	Ich werde zittern, ohne es kontrollieren zu können	___
___	Die Leute werden mich anstarren	___
___	Ich bin lächerlich	___
___	Die Leute werden mich ablehnen	___
___	Ich werde vor Angst erstarren	___
___	Ich werde Dinge fallenlassen oder verschütten	___
___	Mir wird übel werden	___
___	Ich bin unzulänglich	___
___	Ich werde Blödsinn reden	___
___	Ich bin minderwertig	___
___	Ich werde es nicht schaffen, mich zu konzentrieren	___
___	Ich werde nicht richtig schreiben können	___
___	Die Leute sind nicht an mir interessiert	___
___	Die Leute werden mich nicht mögen	___
___	Ich bin angreifbar	___
___	Ich werde schwitzen	___
___	Ich werde rot	___
___	Ich bin merkwürdig/anders als die Anderen	___
___	Die Leute werden sehen, dass ich nervös bin	___
___	Die Leute denken, ich bin langweilig	___

Andere Gedanken, die oben nicht aufgeführt sind (bitte eintragen):

___	______________________________	___
___	______________________________	___

↑
Wie stark sind Sie davon überzeugt?

Wie stark glauben Sie daran, dass jeder der Gedanken zutrifft, *wenn Sie sich ängstlich fühlen*? Bitte schätzen Sie jeden der bei Ihnen aufgetretenen Gedanken ein, indem Sie eine Zahl zwischen 0 und 100 aussuchen und **rechts** neben dem Gedanken eintragen.

0 10 20 30 40 50 60 70 80 90 100

Ich glaube nicht, dass der Gedanke zutrifft — Ich bin vollkommen davon überzeugt, dass der Gedanke stimmt

* aus Stangier, Heidenreich & Peitz: Soziale Phobien. Ein kognitiv-verhaltenstherapeutisches Behandlungsmanual;

Verhaltensexperiment-Tagebuch/Protokoll					
Zeit	Situation	Vorhersage 0 bis 100 %	Experiment	Ergebnis	Schlussfolgerung 0 bis 100 %

Bearbeitung der Faktoren, die die soziale Angst aufrechterhalten

(Vom Patienten und Therapeuten fortlaufend zu aktualisieren)

1. Automatischer Gedanke

a) Erwartung, negatives Verhalten/körperliches Symptom zu zeigen:

____

____

b) Erwartung, wie andere auf das Verhalten/Symptom reagieren werden:

____

____

2. Grundüberzeugung

a) Inhalt

____

____

b) Lebensgeschichtliche Ursache

____

____

3. Sicherheitsverhalten

____

____

4. Vermeidung

____

____

Arbeitsblatt: Kognitives Modell

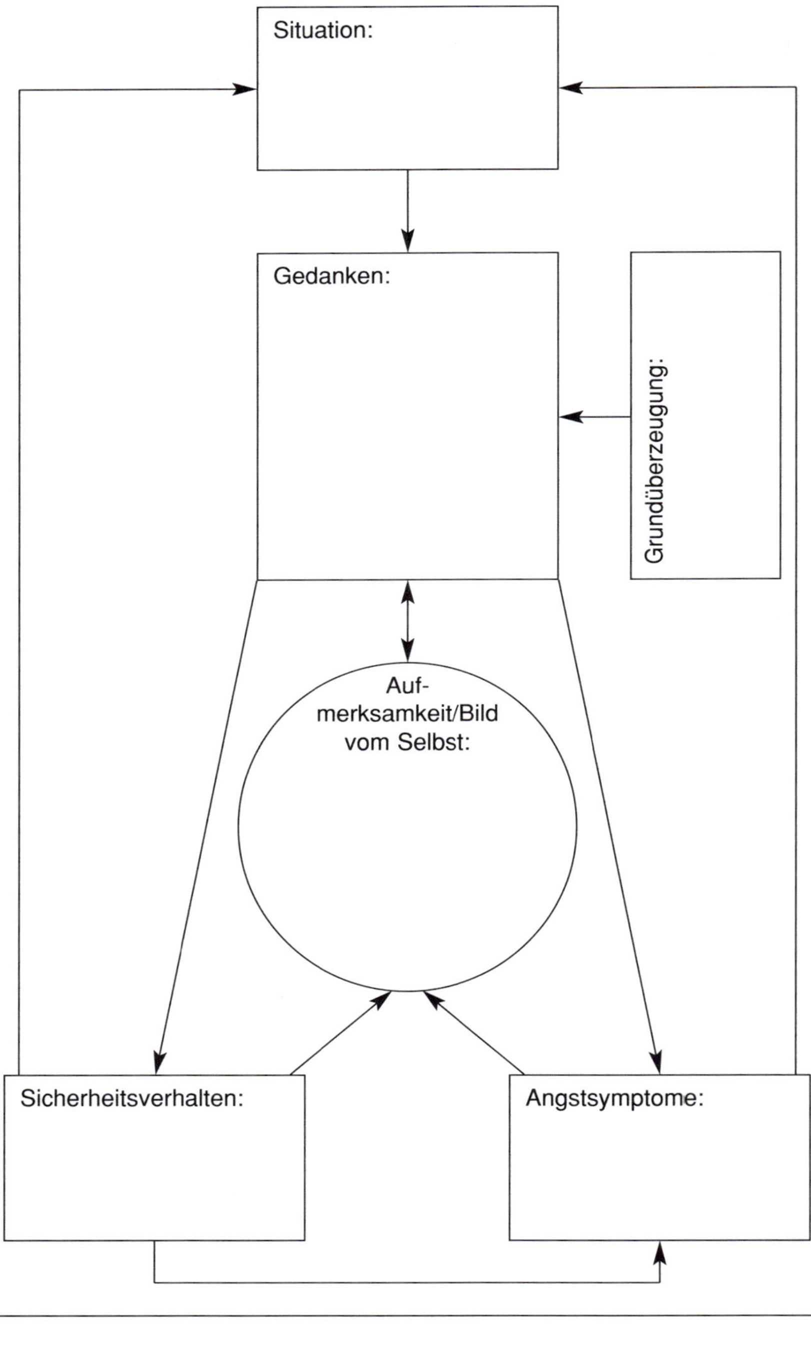

Gedankentagebuch					
Zeit	Situation	Angst Intensität 0 bis 100 %	Negativer Gedanke wie überzeugt 0 bis 100 %	Rationale Antwort wie überzeugt 0 bis 100 %	Ergebnis negativer Gedanke wie überzeugt 0 bis 100 % Weitere Handlungen?

Fragen zur Anregung von alternativen Gedanken
– Welche Anhaltspunkte gibt es dafür, dass die Sichtweise wahr ist? – Gibt es eine andere Erklärung? – Wie denke ich an einem Tag darüber, an dem ich mich besser fühle? – Was ist das Schlimmste, das passieren könnte? – Ist das Schlimmste bisher schon einmal eingetreten? Warum nicht? – Welche Sichtweise entspricht am wahrscheinlichsten der Realität? – Welche Konsequenzen hätte es, wenn der negative automatische Gedanke wahr ist? Welche Konsequenzen hätte ein Alternativ-Gedanke? – Wenn ein guter Freund in dieser Situation diesen Gedanken hätte, was würde ich ihm/ihr sagen?

Liste von typischen sozialphobischen Sicherheitsverhaltensweisen
– Sätze im Kopf ausprobieren – Sprechpausen vermeiden – Das Gesicht verstecken – Versuchen, an andere Dinge zu denken – Mehr reden – Versuchen, sich normal zu verhalten – Versuchen, das Verhalten unter Kontrolle zu halten – Sich vorstellen, wie man auf andere wirkt – Tassen oder Gläser sehr fest halten – Sich so platzieren, dass man nicht bemerkt wird – Positiv denken – Sich am Rand von Gruppen aufhalten – Alkohol trinken, um die Angst in den Griff zu bekommen – Versuchen, keine Aufmerksamkeit auf sich zu ziehen – Angestrengt versuchen, die richtigen Worte zu finden – Überprüfen, ob man auch gut wirkt – Blickkontakt vermeiden – Weniger reden – Keine Fragen stellen – Erst überprüfen, ob es angemessen ist, bevor man etwas sagt – Geistig wegtreten oder abschalten – Vermeiden, über sich selbst zu reden – Sich so wenig wie möglich bewegen – Viele Fragen stellen – Versuchen, Zittern zu kontrollieren – Kleidung wählen, die Schwitzen verhindert oder versteckt – Kleidung tragen oder Make-up benutzen, um Erröten weniger sichtbar zu machen

Beispiele für typische sozialphobische Grundüberzeugungen

Unkonditionale Grundüberzeugungen:
- Ich bin anderen immer unterlegen.
- Ich bin anders als andere.
- Ich bin dumm.
- Ich bin ein langweiliger Mensch.
- Ich bin ein merkwürdiger Mensch.
- Ich bin für andere nicht interessant.
- Ich bin für andere Leute nicht attraktiv.
- Ich bin nicht liebenswert.
- Ich bin weniger kompetent als andere.
- Andere denken häufig negative Dinge über mich.
- Andere nehmen meine Schwächen wahr und lehnen mich deshalb ab.
- Mein Verhalten in sozialen Situationen ist für andere niemals akzeptabel.

Konditionale Grundüberzeugungen:
- Ich bin nur dann ein wertvoller Mensch, wenn ich die Bestätigung anderer bekomme.
- Ich muss immer alles richtig machen, sonst werde ich nicht akzeptiert.
- Wenn andere mitbekommen, wie unzulänglich ich wirklich bin, werden sie mich ablehnen.
- Andere halten mich für einen Versager, wenn ich meine Angst zeige.
- Andere Personen lehnen mich ab, wenn ich einen Fehler mache.
- Wenn ich ein Zeichen von Angst zeige, werden mich alle anstarren und denken, dass ich merkwürdig bin.
- Andere werden sich über mich lustig machen, wenn ich ein Zeichen von Schwäche zeige.

Perfektionismus:
- Ich darf anderen keine Anzeichen von Schwäche zeigen.
- Ich muss immer den Erwartungen anderer Leute genügen.
- Ich muss immer intelligent und interessant wirken.
- Ich muss immer ruhig, gelassen und gefasst wirken.
- Ich muss immer von jedem akzeptiert werden.
- Ich muss mich kontrollieren, um nicht aufzufallen.
- Es ist mein Fehler, wenn ich von anderen nicht akzeptiert werde.

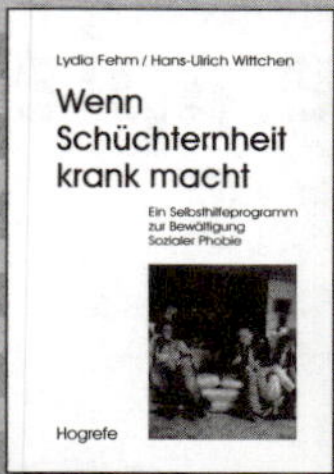

Lydia Fehm
Hans-Ulrich Wittchen

Wenn Schüchternheit krank macht

Ein Selbsthilfeprogramm zur Bewältigung Sozialer Phobie

2004, 133 Seiten,
€ 12,95 / sFr. 22,80
ISBN 3-8017-1754-2

Anhaltende und starke Angst, sich in sozialen Situationen zu blamieren sowie die Vermeidung solcher Situationen sind Hauptkennzeichen der Sozialen Phobie. Der Ratgeber richtet sich an Menschen, die unter sozialen Ängsten leiden und lernen möchten, ihre Ängste Schritt für Schritt abzubauen. Darüber hinaus enthält der Ratgeber zahlreiche Hinweise für Angehörige.

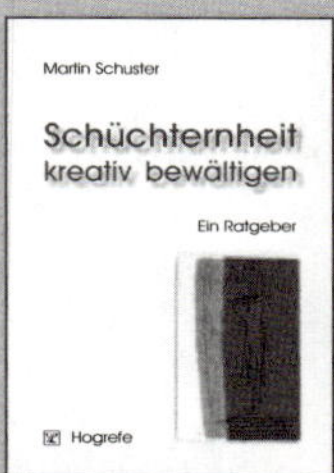

Martin Schuster

Schüchternheit kreativ bewältigen

Ein Ratgeber

2005, 165 Seiten,
€ 16,95 / sFr. 29,90
ISBN 3-8017-1738-0

Schüchterne Menschen fühlen sich in sozialen Situationen häufig unwohl und verunsichert. Sie werden rot, fangen an zu stottern und bitten andere Personen nicht gerne um einen Gefallen. Dieses Buch bietet schüchternen Menschen wissenschaftlich begründete und an zahlreichen Beispielen veranschaulichte Ratschläge, wie sie lernen können, ihre Hemmungen und Befangenheit abzulegen und zu Gunsten eines gesunden Selbstwertgefühls zu überwinden. Es werden Übungen vorgestellt, die Spaß machen und Kreativität fördern. Auch auf die Schüchternheit bei Kindern und was Eltern schon im Zuge der Erziehung berücksichtigen sollten, um Schüchternheit zu vermindern, wird eingegangen.

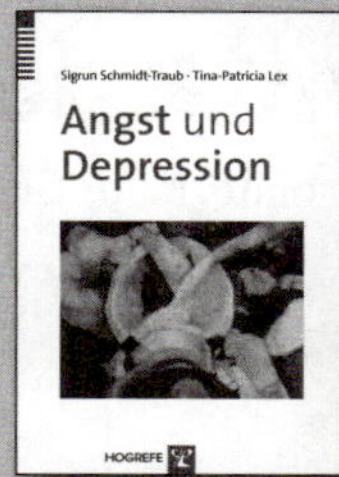

Sigrun Schmidt-Traub
Tina-Patricia Lex

Angst und Depression

Kognitive Verhaltenstherapie bei Angststörungen und unipolarer Depression

2005, 344 Seiten,
€ 29,95 / sFr. 52,50
ISBN 3-8017-1906-5

Zahlreiche Patienten leiden gleichzeitig unter Angststörungen und Depressionen. Ziel des Buches ist es, die präzise diagnostische Einschätzung und gezielte Behandlung von Angststörungen und Depressionen zu erleichtern. Störungsübergreifende therapeutische Bausteine werden ausführlich erläutert und durch störungsspezifische Vorgehensweisen ergänzt. Detailliert wird zudem auf die Therapeut-Patient-Beziehung als besonders wichtige therapeutische Wirkvariable eingegangen.

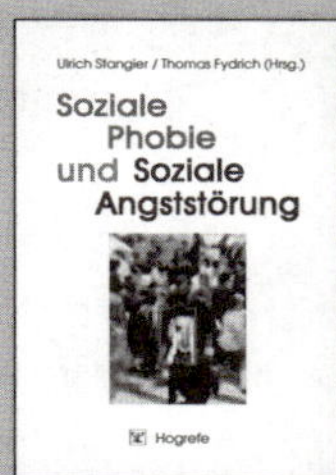

Ulrich Stangier
Thomas Fydrich (Hrsg.)

Soziale Phobie und Soziale Angststörung

Psychologische Grundlagen, Diagnostik und Therapie

2002, 425 Seiten,
€ 36,95 / sFr. 62,–
ISBN 3-8017-1463-2

Soziale Phobie stellt eine der verbreitetsten psychischen Störungen dar. Der Band stellt erstmals für den deutschen Sprachraum den aktuellen Wissensstand zur Störung systematisch dar und bietet damit eine umfassende Einführung in die verschiedenen Fassetten der Sozialen Angststörung.

Besuchen Sie uns im Internet:
www.hogrefe.de

HOGREFE

Hogrefe Verlag GmbH & Co. KG
Rohnsweg 25 · 37085 Göttingen · Tel: (0551) 49609-0 · Fax: -88
E-Mail: verlag@hogrefe.de · Internet: www.hogrefe.de

Leitfaden zur Exploration

☐ Anhaltende Angst in sozialen Situationen

☐ Zentrale Befürchtungen:

1. Peinliches Verhalten oder peinliche Angstsymptome zu zeigen

   Welches Verhalten/Angstsymptom: ____________________

2. Andere Personen nehmen Verhalten/Symptom wahr und bewerten es negativ

☐ Bei Konfrontation mit Situation fast immer intensive Angst

☐ Angst wird als übertrieben oder unvernünftig erlebt

☐ Vermeidung/Durchstehen der Situation

☐ Deutliche Beeinträchtigungen oder Verursachung von Leiden durch Soziale Phobie

☐ Ausschluss somatischer Ursachen (Krankheiten, Medikamente verursachen nicht Soziale Phobie)

☐ Bei organischer Krankheit oder anderer psychische Störung: Soziale Angst nicht darauf bezogen

☐ **alle Diagnosekriterien erfüllt → Soziale Phobie**

☐ Generalisierter Typus (intensive Angst in mehr als zwei Situationen)

Beginn der Sozialen Phobie: ____________________

☐ Konsum von Alkohol zur Beeinflussung der Sozialen Phobie
→ Hinweis auf Missbrauch

☐ Medikamente: ____________________
→ Hinweis auf Missbrauch

☐ Tiefgreifendes Muster sozialer Gehemmtheit, Insuffizienzgefühlen und Überempfindlichkeit gegenüber negativer Beurteilung mit Beginn im frühen Erwachsenenalter

→ Hinweis auf Vermeidend-Selbstunsichere Persönlichkeitsstörung